赵 丽◎著

实用主义的思想源流与中医教育思想的发展

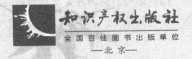
知识产权出版社
全国百佳图书出版单位
—北京—

图书在版编目（CIP）数据

实用主义的思想源流与中医教育思想的发展/赵丽著. —北京：知识产权出版社，2023.10

ISBN 978 - 7 - 5130 - 8902 - 9

Ⅰ.①实… Ⅱ.①赵… Ⅲ.①中医教育—教育思想—研究 Ⅳ.①R2

中国国家版本馆 CIP 数据核字（2023）第 173263 号

内容提要

本书立足于马克思主义世界观和方法论，从分析评价杜威的价值哲学和我国的经世致用文化传统入手，探寻实用价值取向的东西方思想源流，阐述实用主义与经验思维对中医教育思想发展的影响。

本书适合于理论研究者、教育管理者、中医爱好者以及高等院校相关专业研究生阅读参考。

责任编辑：刘亚军   责任校对：潘凤越

封面设计：高　宁   责任印制：孙婷婷

实用主义的思想源流与中医教育思想的发展

赵　丽　著

出版发行：	知识产权出版社 有限责任公司	网　址：	http：//www.ipph.cn
社　址：	北京市海淀区气象路 50 号院	邮　编：	100081
责编电话：	010 - 82000860 转 8342	责编邮箱：	caihong@ cnipr.com
发行电话：	010 - 82000860 转 8101/8102	发行传真：	010 - 82000893/82005070/82000270
印　刷：	北京中献拓方科技发展有限公司	经　销：	新华书店、各大网上书店及相关专业书店
开　本：	710mm×1000mm 1/16	印　张：	13.5
版　次：	2023 年 10 月第 1 版	印　次：	2023 年 10 月第 1 次印刷
字　数：	210 千字	定　价：	79.00 元

ISBN 978 - 7 - 5130 - 8902 - 9

前　言

　　具有深厚历史底蕴的中医药学既是一门医疗科学，又是中国优秀传统文化的代表，还是中国与世界交流的一个重要窗口，在提升国家软实力、实现中华民族伟大复兴中国梦的奋斗目标中具有重要的地位和作用。中医药学凝聚着深邃的哲学智慧和中华民族几千年的健康养生理念及其实践经验，从临床上讲，疗效是中医医生的立业之本，也是其观察病状、用药，不断总结并积累经验，进一步穷之于理，提高医疗水平的源泉。这种以效果为核心的价值取向恰恰是实用主义的精髓。实用与有效在中医药学漫长的历史发展中，以及未来一段历史时期的发展中，都将长期占据统治地位。

　　就实用价值取向的东西方源流来说，中国历来有"学以致用""经世致用"的学术传统，并且直接对中医的发展产生影响；西方最具代表的是美国的实用主义及其大师杜威。东、西方这两种思想在五四运动前后产生了交集，对中医的发展也产生了冲击作用。本书立足于马克思主义世界观和方法论，从分析评价杜威的价值哲学和我国的经世致用文化传统入手，探寻实用价值取向的东西方思想源流，揭示两种文化语境中价值观的通约性和区别，阐述实用主义与经验思维对中医教育思想发展的影响。

　　在中医走向世界的过程中，必然面临不同文化的冲击碰撞以致融合，中医不仅要通过"他者"来认识自己，而且要通过中西方对话交流而有所发展。鉴于此，出版此书，一方面有利于正视中医走向世界面临的挑战，转变医学教育理念，培养实用型医学人才；另一方面可为当代拓宽医学和医学哲学的理论架构，扩充医学和医学哲学的理论内容，弘扬医学人文精神，提供一个参考视角。

在本书撰写过程中，得到了知识产权出版社的大力支持和具体指导，还参考了许多学术界专家、同仁的研究成果，在此表示诚挚的谢意！如有遗漏，属无心之失，敬请谅解。因水平有限，书中难免有不妥之处，可能存在理解上的错误，恳请同行专家、学者和读者批评指正。希望本书能起到抛砖引玉的作用，期待更多关于医学哲学和医学教育方面的研究成果面世，共同推动思想政治教育和中医教育的现代化发展。

目　录

I

第一章 实用主义的思想源流
——以杜威为例

实用主义（Pragmatism），是产生于19世纪中后期的一种经验论的哲学思潮。实用主义哲学把人的经验看作世界的基础，把哲学研究局限于经验的范围之内。实用主义从经验论出发，注重人的"行动""生活""效果"，把知识当作适应环境的工具，把真理等同于有用。美国是实用主义的发源地和中心，代表人物有皮尔士（C. S. Peirce，1839—1914）、詹姆士（W. James，1842—1910）、杜威（J. Dewey，1859—1952）等。

约翰·杜威（John Dewey），是实用主义的集大成者。M. 怀特称他是"实用主义神圣家族的家长"。他生于美国佛蒙特州的伯灵顿，学习于佛蒙特和约翰霍普金斯大学，在密歇根（1884）和芝加哥（1894）大学教过书，1904年成为哥伦比亚大学哲学教授。杜威以皮尔士、詹姆士等所奠定的实用主义哲学为基础，引入生物进化论和新黑格尔主义的观点，创立了他的经验自然主义哲学。如果说皮尔士创立了实用主义的方法，詹姆士建立了实用主义的真理观，那么杜威则建造了实用主义的理论大厦。他的著作很多，涉及科学、艺术、宗教伦理、政治、教育、社会学、历史学和经济学诸方面，使实用主义成为美国特有的文化现象。杜威论述实用主义哲学的主要著作有《哲学的改造》（1920年）、《经验与自然》（1925年）、《确定性的追求》（1929年）、《逻辑：探究的理论》（1938年）、《评价理论》（1939年）、《人的问题》（1946年）等。

杜威在美国思想史上的权威地位在美国学术界是一致公认的。杜威是美国实用主义思想发展过程中的集大成者，最为集中地体现了美国社会政治和思想文化等各个领域发展的特征和趋势，从而在所有这些方面都发生了深刻的影响。美国著名哲学家胡克（Sidney Hook）早在1939年曾就杜威对美国文化与社会的影响做以下评价。

"在美国思想走向成熟的年代，杜威所起到的重要作用无人可以比拟。美国思想几乎没有哪一个领域他没有做出过贡献，美国生活几乎没有哪一个方面他没有进行过阐释。他的影响遍及学校、法院、实验室、劳工运动以及国家政治生活。"❶

罗素在《西方哲学史》中谈到以下内容。

"一般公认他是美国现存的首屈一指的哲学家。这个评价我完全同意。他不仅在哲学家中间，而且对研究教育学的人、研究美学的人以及研究政治理论的人，都有了深远的影响。"❷

美国著名文化学家康马杰（Henry Steele Commager）在他的1950年版的文化史名著《美国精神》中对杜威的成就有以下更全面的总结。

"杜威忠实地实践了他自己的哲学信念，从而成为美国人民的顾问、导师和良心：在整整一代人的时间里，没有哪一个重大问题不是首先经过杜威阐明的，这样说并不夸张。作为教育改革的开拓者，政治党派的组织者，政治家的顾问，劳工、女权、和平以及公民自由权利的发言人，作为美国的对外解说员以及俄国、日本、中国和德国在美国人民中的阐释者，他是十多个运动的开路先锋，二十个进步组织的领袖，一百项改革事业的发起人。他用自己的一生表明了哲学可以有效地应用于社会改造，后者既是他自己的追求，又是哲学的责任。"❸

---

❶ Sidney Hook. John Dewey ［M］. New York：Prometheus Books, 1995：4.
❷ 罗素. 西方哲学史：下卷 ［M］. 马元德，译. 北京：商务印书馆，1976：378.
❸ Henry Steele Commager. The American Mind ［M］. New Haven：Yale University Press, 1950：100.

复旦大学的刘放桐教授和孙承叔教授认为，虽然美国从来没有法定的国家哲学，但杜威哲学在一定意义上起到了美国国家哲学的作用。深刻而全面地研究和认识杜威的理论，是深刻和全面地认识美国社会各个方面特别是美国社会发展道路不可或缺的途径。

"他关于哲学、伦理学、社会学、政治学、教育学、心理学等诸多领域的不少论著被西方各该领域的专家视为经典之作。……杜威作为当代西方最杰出的思想家之一，其著作是对当代西方社会许多方面的状况所做出的非常有价值的理论概括，在一定意义上可以说是关于西方社会的智慧的宝库。"❶

万俊人教授在他的《现代西方伦理学史》中写了以下内容。

"……杜威则是实用主义哲学的集大成者，也是首次使这一美国本土哲学从理论走向实践，从美国走向世界，因之使美国从意识形态的进口国一跃成为出口国的头号功臣。因此，杜威的哲学和伦理学无可争议地构成了美国实用主义哲学运动，乃至现代西方哲学和伦理学中最重要的篇章。"❷

杜威思想的重要性，更大程度上还体现在他对后世西方思潮的影响上。复旦大学黄颂杰教授认为，20 世纪后半叶以来，实用主义表面上似乎有些失势，但在现实生活中，它一直发生着主导影响。70 年代以来，杜威的重要地位又被重新得到确认。美国学者富兰克尔（Charles Frankel）写道："美国哲学家中也许没有任何人像杜威这样对现实曾产生过如此重大的影响。"❸ 欧美诸多思潮流派，都不同程度地受到了实用主义的影

❶ 刘放桐. 重新认识和评价杜威［M］//新旧个人主义：杜威文选. 孙有中，等译. 上海：上海社会科学院出版社，1997：代序 1.
❷ 万俊人. 现代西方伦理学史：下卷［M］. 北京：北京大学出版社，1992：283.
❸ Charles Frankel. John Dewey，Social Philosopher［M］//Steven M. Cahn，ed.. New Studies in the Philosophy of John Dewey. New Hampshire：The University Press of New England，1977：3.

响。当代美国哲学家麦克德莫特（John J. McDermott）表示："无论杜威有何不足之处，而且无论我们是谁，也无论我们在哪里，除杜威之外，我不愿向任何人寻求用以改进我们当前困境的智慧，以及用以照亮我们未来的智慧的灯塔。"❶ 可见，杜威思想成为美国人的一面旗帜。以罗蒂为主要代表的当代美国哲学，就努力地从美国实用主义传统中挖掘资源，可以看作杜威实用主义思想在当代的发扬光大。罗蒂将杜威与维特根斯坦和海德格尔相提并论，称他是"我们世纪最重要的哲学家"❷，"我喜欢杜威和实用主义之处，正是他们那反形而上学的主张，即没有比民主共识更高的法庭可供诉诸"❸。

第一节　杜威价值哲学的社会历史背景与理论溯源

任何哲学都是时代精神的精华，都从不同角度反映它所在的那个时代的状况。杜威的价值哲学思想也不例外。其形成和确立，是建立在面对现实问题，汲取前人思想，回应时代基础之上的。从具体的时代背景来看，杜威的价值哲学一方面受本国特殊的经济文化发展以及当时科学发展的影响，另一方面反映了那个时代哲学发展的状况。

首先，从美国本土文化来看，美国是一个新移民国家，较少受传统观念的束缚，富有开拓精神和竞争意识，"美国人常常被称为注重实际的人民。他们希望把事情做成；他们关心一样东西或一种理论有无用处的问题胜似关心有关人生终极意义的比较理论性的问题"❹。但随着美国从自由资本主义向垄断资本主义转化，早期拓荒的个人主义已经不能适应工业化和机器时代的需要，个人不知如何处理与社会或大规模的社会

---

❶ John J. McDermott. Introduction ［M］//Jo Ann Boydston, ed. The Later Works of John Dewey（1925-1953）. Carbondale and Edwardsville：Southern Illinois University Press, 1988（11）：xxxii.

❷ Robert B. Westbrook. John Dewey and American Democracy ［M］. Ithaca：Cornell University Press, 1991：540.

❸ 斯多塞. 与理查德·罗蒂的一席谈 ［EB/OL］.（2007-06-22）［2023-03-14］. https：//ptext. nju. edu. cn/bf/9d/c12238a245661/page. htm.

❹ 宾克莱. 理想的冲突 ［M］. 马元德，等译. 北京：商务印书馆，1983：19.

组织之间的关系，出现了精神上的困惑。

其次，从哲学理论发展来看，近代经验主义和理性主义的发展陷于困境之中。近代经验主义随着自然科学方法引入经验领域，奠定了以个体经验为基础的经验主义理论，经验的个体性和狭隘性与传统的哲学观所追求的确定性、普遍性和明晰性之间产生了矛盾，经验主义的发展陷于困境之中。传统理性主义在这一时期也遇到危机，理性主义追求绝对的和普遍的目标，被残酷的现实生活中的竞争所打破，这使人们对传统的绝对和普遍的理性的信仰开始动摇。为解决以上危机，杜威吸取了达尔文的进化论和新黑格尔主义的思想来改造传统哲学，发动了一场哲学领域中的"哥白尼式革命"。

一、社会历史背景

从杜威生活的民族传统来看，美国的民族和文化历史有其独特性，这给杜威的实用主义价值哲学的建立提供了社会文化基础。美国作为一个移民国家，作为"民族的熔炉"，吸收和保留了许多欧洲的文明和成果，"美国人所保持的国家、教会和家庭的基本制度以及他们所珍惜的基本价值观念都表明了这种悠久的来源和关联"[1]。但是，相对于欧洲人来说，美国人较少受传统的束缚，"美国人讨厌抽象的思辨的理论，回避这些理论"[2]，当面临新大陆时，他们敢于进取、勇于开拓和注重实用。

科学技术的发展，尤其是19世纪末的科学发展，不但给美国人民带来了丰裕的物质财富，而且使美国社会发生了前所未有的变化。美国经济的巨大变化，使美国人的精神受到巨大冲击，"美国人对新时代的到来既无经验也无精神准备，他们尽最大的努力去适应新的经济和哲学秩序。这一转折关头给人留下的最深刻印象不是光辉的物质成就，而是惶惑和错乱"[3]。科学技术的发展，不断地向思维领域提出挑战，杜威的

---

[1] 宾克莱. 理想的冲突［M］. 马元德，等译. 北京：商务印书馆，1983：19.
[2] H. S. 康马杰. 美国精神［M］. 杨静予，等译. 北京：光明日报出版社，1988：10.
[3] H. S. 康马杰. 美国精神［M］. 杨静予，等译. 北京：光明日报出版社，1988：73.

哲学思想是对那个时代的社会状况和科学状况的回应。

1. 民族独特的时代文化

美国哲学家胡克在谈到杜威的实用主义形成时指出，美国的历史发展和思想文化环境是杜威实用主义哲学产生的第一个来源。

"历史的影响发生作用在这样一种文化出现的时候，在这种文化里，人主要作为一个行动者和实行者而出现，世界对他提出了一连串挑战，这些挑战不能用退缩、忍受和祈求得到神救来回答，而必须用深思熟虑的行动来加以制服。不论我们怎样描述现时代，它的特点不是侧重纯粹的思虑，而是侧重控制，侧重把人类在这个世界里的领域开扩和丰富到超过以前任何时候、其他任何地方所曾达到的地步。……这是杜威的经验论第一个来源。"❶

杜威的哲学思想反映了那个时代历史文化和工业的变化，正如他的朋友芝加哥大学教授米德所说，"他比詹姆士、比鲁一士都更能代表美国；詹姆士的法国意味太重，桑提耶纳代表着西班牙的浪漫精神，而鲁一士更是满纸的德国气息，只有杜威才是纯粹的美国哲学家。他是美国文化的解释者，是美国精神的代言人。对杜威嘲讽备至的罗素也说，他代表美国工业社会的哲学"❷。

从杜威生活的民族传统来看，美国的民族和文化历史有其独特性。美国是一个移民国家，当北美大陆被欧洲殖民者发现后，欧洲移民纷至沓来，一方面继承了来自欧洲的传统文明，另一方面由于多民族的融合和新的环境，使得传统文化的束缚相对较少。新移民敢于打破传统和旧习俗的束缚，富有冒险精神和竞争意识，不屈从任何权威，每一个人都可以按照个人的意愿行动，传统的信仰在这里不断被破坏。

---

❶ 胡克. 杜威在现代思想界的地位［M］//洪谦. 西方现代资产阶级哲学论著选辑. 北京：商务印书馆，1964：201–202.

❷ 贺麟. 现代西方哲学讲演集［M］. 上海：上海人民出版社，1984：56.

"地理上和商业上的新境地开辟了，同时精神也得到解放。……对于旧信念和旧方法的保守的固执，跟着新世界的每一新航行和外国风习的每一新报告而逐次减轻。"❶

在这里，杜威所指的"旧观念和旧方法"，就是指中世纪神学对人的信仰的束缚。开发新大陆的过程就是打破旧有的信仰、建立新的信仰的过程，这个过程体现在思想上就是由"宗教的个人主义"向"经济个人主义"转变。杜威在《哲学的改造》中指出，现时代的哲学所处的环境已经改变，工业的变化和传统信仰的改变，自十字军东侵就已经开始。

"与伊斯兰教进步学术的接触，对亚洲和非洲通商的增进，透镜、罗盘和火药的输入，所谓新世界的南北美洲的发现和开拓等——这些都是一些很明显的外界事实。向来孤立的人民和民族的对照，当心理的和工业的变化同时并起而互相助长时，变化的效果和影响是最大的。"❷

在这样的环境条件下，美国逐渐形成了机会均等、平等竞争和务实、追求实效的具有美国特色的民族文化，这种文化背景成为实用主义生长的土壤。个人为了生存必须依靠自己奋斗，既不依赖他人，也不受他人制约，更与任何超人的力量或权威无关。"几乎美利坚合众国的全体居民都有着同样的思维方式，用同样的原则指导自己的行动，即怀疑一切传统，只信服行之有效的事实，按各自的见解行事，不满按预期目的制定的途径，透过形式直捣实质。"❸

19世纪末20世纪初，美国经济由自由资本主义时期转向了垄断时期，社会生活和科学领域都发生了巨大变化，这使得传统的信仰在各个方面受到了挑战，传统的经验和先验的理性在面对资本主义由自由向垄

❶ 约翰·杜威. 哲学的改造 [M]. 张颖，译. 西安：陕西人民出版社，2004：21.
❷ 约翰·杜威. 哲学的改造 [M]. 张颖，译. 西安：陕西人民出版社，2004：21.
❸ 博哲斯. 美国思想渊源 [M]. 太原：山西人民出版社，1988：166.

断转向时所带来的精神上的惶恐和错乱面前束手无策。

"美国人不仅要适应突然发生而且随处可见的经济和社会变化，而且在他们国家的经历中第一次面临哲学观念上的挑战。他们对物质环境的变化是习惯的；对于世界观的崩溃却没有精神准备。他们不仅要把经济适应新技术的发展，把他们的社会适应新的生活方式——这方面的任务他们是熟悉的——而且要在政治和道德方面符合新的科学和哲学原理。在这些新的力量冲击下，长期依赖成为美国性格之特点的那种自信变化为疑虑，自负化为惶恐，果断化为惊慌失措。"❶

这个时代的变化，在思想上的体现就是由早期的"拓荒者的个人主义"时代发展到"合作占统治地位"的时代，从旧的个人主义向新的个人主义迈进的时代。在自由资本主义时期所倡导的拓荒者的个人主义思想给包括美国在内的工业化国家带来了巨大的精神动力，但是随着美国从自由资本主义向垄断资本主义转化，它已经不能适应工业化和机器时代的需要。大机器生产取代了小手工业，规模庞大的企业、流水线式的操作，使得工人沦为机器的奴隶，拓荒者的个人行动已被组织和合作的趋势所代替，个人不知如何处理与社会或大规模的社会组织之间的关系，造成了个人与社会之间的紧张，出现了精神上的困惑。

此外，个人主义提倡的功利主义道德观念，在从工业化向垄断过渡时，对社会生活产生了负面效应。因为这种道德观只注重从经济结果上来进行价值评判，把行为动机看成是与善恶无关的事，人们在这样的道德观念指导下不断地争夺经济利益，人变成经济的附属物，"其中的个人也必然被当作'物'，而不是人来对待（用社会学术语说，此处人的行为受到'角色要求'的调节），成为最大限度谋求利润的工具。一句话，个人已消失在他的功能之中"❷，造成国家与个人、个人与个人等不同利益主体之间的矛盾和斗争。在这样的历史条件下，时代呼唤一种新

---

❶ H. S. 康马杰. 美国精神 [M]. 杨静予，等译. 北京：光明日报出版社，1988：65.
❷ 丹尼尔·贝尔. 资本主义文化矛盾 [M]. 北京：三联书店，1989：26.

的哲学思想来解释和调节国家与个人等不同利益主体之间的关系。杜威的价值哲学就是在这样的背景下产生的。

2. 科学发展的影响

西方哲学的发展从中世纪后转向认识论，知识的条件性问题以及对知识本身的追寻仍然是哲学家重点关注的问题。19 世纪末 20 世纪初，科学发展取得了重大成就，社会生活发生了巨大变化。尽管杜威本身不是专门的科学研究者，但他经常与自己的女儿（物理学家）讨论物理学的知识。科学是确定的还是非确定的，知识是先在的还是经验的，科学的发展对哲学会产生什么样的后果等问题也是杜威所思考的问题。杜威在《人的问题》一书中指出：

"如果哲学不管科学和重要人生事务上的变化情况，继续忙于研究知识的条件问题而忽略知识的后果这个重要问题，那么哲学能做什么呢？其实，哲学应有系统地研究科学的结果，应研究科学为什么变成现在这个状况……应研究若容许科学方法应用于社会制度的研究之上，科学的效果可能是什么。"❶

杜威认为，传统科学所持有的关于世界实在和本质的观点，随着现代科学的发展而转向关于关系问题的研究，哲学的任务不是追求永恒的问题，而是以科学的方法来清除绝对主义的二元论观点在社会生活和教育中的影响。如果我们坚持追求永恒这样的观点，将最终"窒息哲学的生命"❷。杜威希望通过科学的研究方法来改造社会生活，把科学的方法运用到道德评价等问题中，以摆脱先验实在的伦理道德观。杜威指出，哲学的困境产生的原因是："有用的知识越增加，哲学则越忙于完成其与人生无关的任务。"❸ 这里的"知识"指的就是把知识当成先验的实在的观点，这正是杜威所反对的。

---

❶ 约翰·杜威. 人的问题 [M]. 傅统先，邱椿，译. 上海：上海人民出版社，1965：4. 着重号系原文所有。

❷ 约翰·杜威. 人的问题 [M]. 傅统先，邱椿，译. 上海：上海人民出版社，1965：7.

❸ 约翰·杜威. 人的问题 [M]. 傅统先，邱椿，译. 上海：上海人民出版社，1965：4.

杜威很高兴地看到了达尔文的进化理论，因为这个理论不再把物种看成是恒久不变的事物，而是一个演进的过程，这是杜威赞同自然主义哲学的原因。但是，对于价值的理解，杜威反对自然主义对价值的情感主义解释，因为他认为价值应当从"关系"中来解释。20世纪初自然科学的发展向我们展示，世界是"关系"的世界，关系性脉络取代了主体与本质。海森堡（Werner Heisenberg）的测不准定理（principle of indeterminacy）和爱因斯坦的相对论推翻了牛顿物理学及其自然哲学，并且间接地推翻了笛卡儿与洛克的知识论。杜威指出："以存在物为固定不变，因而是可以真正用严密的数学加以描述和推测的东西的这种形而上学也崩溃了。就哲学理论而言，认知已经成为一种在特别指导之下的活动而不是和实践孤立分隔的东西。借心中确切地占有不变实在的办法来寻求确切性已经转变为借主动地控制变化着的事物进程的办法来寻求安全了。"❶ 简而言之，新的科学理论的发展将帮助我们重新阐释事实与价值、理论与实践之间的关系。

二、杜威哲学的经验主义和自然主义溯源

从杜威本人的成长和教育过程来看，主要有两种思想对杜威价值哲学的形成产生影响，一个是达尔文的进化论，另一个是新黑格尔主义。杜威读研究生期间从他的老师莫里斯（G. S. Morris）那里熟悉了"英国经验主义以及赫胥黎的进化论，并使它们融合在一起"❷。有人认为生物进化论对杜威的主要影响是在1884年以后❸，也有人认为1884年前就接受了进化论思想❹。虽然意见稍有不同，但都认为生物进化论与杜威哲学思想之间存在渊源。对于新黑格尔主义，把杜威引入哲学领域的莫里斯本人就是新黑格尔主义者。当然，杜威真正成为一名新黑格尔主义者是在1884年到密执安大学执教期间，他接受了英国早期新黑格尔主义主要代表人物格林和布拉德雷的观点，此时他的思想已经接近新黑格

---

❶ 杜威. 确定性的寻求 [M]. 傅统先，译. 上海：上海人民出版社，2004：205.
❷ 袁澍清. 现代西方著名哲学家评传：下卷 [M]. 成都：四川人民出版社，1988：554.
❸ 万俊人. 现代西方伦理学史：下卷 [M]. 北京：北京大学出版社，1992：284.
❹ 袁澍清. 现代西方著名哲学家评传：下卷 [M]. 成都：四川人民出版社，1988：554.

尔主义了。所以，杜威就是把生物进化论中的自然主义观点和新黑格尔主义中的整体主义结合起来，形成了自己的实用主义价值哲学。可见，杜威是一位介于黑格尔和达尔文之间走中间道路的人。

1. 理论渊源追溯的起点

不论杜威的哲学思想、教育思想还是心理学观点，都与经验主义和自然主义息息相关。罗蒂认为，杜威是"一位实用主义者，但不是一位激进的经验主义者；是一位自然主义者，但不是一位泛灵论者"❶。因此，对杜威哲学思想渊源的追溯，离不开经验主义和自然主义两方面。

杜威是在传统经验主义和理性主义的转向时期形成自己的思想体系的。从 18 世纪末到 19 世纪中期，西方哲学的经验主义和理性主义各自达到了自身的顶峰时期，随之而来的就是对传统哲学的怀疑、动摇甚至是反对。

西方的传统经验主义，从 17 世纪以霍布斯为代表的利己主义的英国经验论，到 18 世纪以休谟和亚当·斯密为代表的情感主义，再到 19 世纪初的英国功利主义的发展，传统经验哲学面临着正是把自身推向高峰的"经验"所带来的烦恼。近代以来，随着自然科学的发展，科学研究的方法进入伦理学中，个体的经验逐渐成为事实和行为评价的标准，这使得个人的心理、情感和行为成为传统经验主义的理论基石。这样一来，个体经验的具体性和狭隘性与传统的科学和哲学所追求的确定性、普遍性和明晰性之间产生了矛盾，经验主义的发展陷于困境之中。这时以孔德为代表的实证主义兴起，他们企图克服传统经验主义的具体性和抽象的狭隘性，认为除了经验以外不存在实在，以完全否定实在的可能性方法，来摆脱传统经验论对感官经验和实在之间的纷争，以彻底地否定二元论的方法为经验主义开辟道路。

传统理性主义在这一时期也遇到危机，先验的理性经康德到黑格尔已经达到颠峰，但这一时期资本主义由自由竞争发展到垄断阶段所带来的种种问题，使人们对传统的绝对和普遍的理性的信仰开始动摇，个人

---

❶　海尔曼·J. 萨特康普. 罗蒂和实用主义——哲学家对批评家的回应［M］. 张国清，译. 北京：商务印书馆，2000：14.

的真实存在❶与"绝对观念"的冲突，使传统理性主义的发展转向非理性主义。在这个时期，人们更多反思的是康德和黑格尔的哲学，形成了新康德主义和新黑格尔主义，随之而来的就是对康德主义和黑格尔主义的清算，以叔本华和尼采为起始，形成了非理性的人本主义思潮。

杜威是在传统经验主义和理性主义的转向时期形成自己的思想体系的。在经验主义面临危机时，他通过借鉴英国达尔文的进化论和功利主义的情感心理主义方法，来摆脱传统经验主义的危机。这一点与实证主义有些类似，也可以说是与"现代实证主义哲学思潮相辅相成"❷。但是，杜威与实证主义解决问题的方式不同，在借鉴进化论和情感主义思想的同时，也运用了理性主义的整体和实践的方法，这使得杜威没有走向现代语言分析的元伦理学的道路。与此同时，杜威在看到传统理性主义面临危机时，他采用的方法与非理性主义的宏扬人性的方法不同，他借鉴了新黑格尔主义的整体主义的整体观和实践行动的观点。可以说，杜威解决传统哲学危机的方式既不同于科学主义的方法，也不同于人本主义的方法，他走的是自然主义和新黑格尔主义的中间道路。杜威称自己的哲学为"经验自然主义"（empirical naturalism）或"自然主义的经验论"（naturalistic empiricism）。

2. 经验自然主义来源——进化论的开启

杜威经验自然主义价值哲学的情感心理主义方法和自然主义路径的主要来源，就是自情感主义以来的传统的经验伦理学和进化论伦理学。尽管杜威的哲学思想在某些方面与他们显著不同，甚至是完全的背叛，但可以说传统的经验伦理学与进化论是杜威哲学的理论沃土，所以他也把自己的哲学称作是"自然主义的经验论"。在传统经验哲学中，虽然没有那种真正意义上可以追溯到洛采和新康德主义的价值哲学，但传统经验哲学对于价值哲学所论及的善与恶、评价等问题可以追溯到整个西方哲学发展的历史进程中。进化论伦理学作为西方伦理学由传统经验主义向元伦理学转化的关键，对杜威价值哲学的影响极大。

---

❶　万俊人. 现代西方伦理学史：上卷 [M]. 北京：北京大学出版社，1990：13.
❷　万俊人. 现代西方伦理学史：上卷 [M]. 北京：北京大学出版社，1990：25.

杜威通过继承情感主义（这里所指的情感主义是指 17—18 世纪以沙甫慈伯利、休谟、斯密等为代表的英国的情感主义伦理学派，而非 20 世纪初以逻辑实证主义为代表的情感主义学派）、快乐主义、功利主义以及进化论的心理功能方法（对行为动机的考察），尤其是进化论的自然主义方法，把理智（智慧）因素引入价值哲学领域，并把价值建立在主体和客体互动产生的经验基础上，这样就避免了传统经验主义的超验主义发展方向，也是对摩尔等直觉主义元伦理学所认为的"价值不可以定义"的有力回击。

随着近代自然科学在各个领域的巨大发展，经验的方法成为哲学所推崇的主要方法之一。在伦理学领域中，表现为情感主义伦理学、功利主义伦理学以及进化论伦理学，他们由感官的痛乐到对幸福目的的追寻，再到对本能的自然进化的研究，一步一步地把经验问题推向了自然进化的心理问题。

情感主义伦理学认为，我们依靠感官来感知到经验，而道德的原则和道德的知识就是源于感官经验，依据感官获得的痛苦和快乐来判定善与恶，依据它来驱动行为。感官感知到的经验是处于外在自然状态的事物，正如沙甫慈伯利所说："眼睛一看到形状，耳朵一听到声音，就立刻认识到美、秀雅与和谐。行动一经觉察，人类的动感和情欲一经辨认（它们大半是一经感觉到就可辨认出），也就由一种内在的眼睛分辨出什么是美好端正、可爱可贵，什么是丑陋恶劣、可恶可鄙。这些分辨既然根植于自然，那分辨的能力本身也就是应该是自然的，而且只能来自自然。"❶ 这样的感情属于天然的感情，它是适度的感情，有同情感、感激感、互济感。同时，它是与动物的感知相区别的，因为人类有内在的道德感，需要人的理性判断来对它进行评判，来选择事物的意义。可见，这种道德观认为，道德是天生的，是以我们感官的痛苦与快乐来进行评判，虽然论及了理性的判断，但情感主义仍是以感官感觉为基础的。

休谟把情感伦理学所研究的一些问题用心理分析的方法明确出来，这就是被摩尔称为"休谟法则"的事实价值二分法，即"是"与"应

---

❶ 罗国杰，宋希仁. 西方伦理思想史：下卷［M］. 北京：中国人民大学出版社，1988：171.

该"的问题，或者说是事实与价值的"实然"与"应然"的问题。从行为发生的心理机制分析，引发人的行为的不是理性的判断，而是人的欲求，人的理性只能是符合人的情感。理性的作用就是判断事实"真"的问题，即"实然"的问题，而情感判断"应然"的问题，"我们最终必须承认：罪恶或不道德决不是特殊的可以作为理解力的对象的事实或关系，相反它完全是从不满之情产生出来的"❶，"这个推理不但证明道德并不在于作为科学的对象的任何关系中，而且经过观察之后，还将同样地证明，道德也不存在于知性所能发现的任何事实中"❷，这样，休谟明确了情感问题发生作用的领域是在应然领域中，而实然问题则交给了理性的判断。休谟认为，价值并不是事实所具有的属性，价值不具有对象性，所以我们不能依据理性来把握价值，理性是辨明事实真相的，它只为道德判断提供事实，"道德不是理证的科学"，也就是我们不能从事实判断中推导出价值判断。

实际上，情感主义把道德问题看作感官痛苦与否的问题，是在感官经验表面上解决道德问题，虽然也运用了心理发生研究方法，但仍然停留在表面上。对经验心理发生的进一步研究的问题就留给了功利主义。功利主义看到了人的行为发生的更深入的原因，就是关于幸福的问题。有些行为有时给予我们的感官以痛苦，但我们在道德判断上认为是善的和幸福的，这是怎么回事呢？功利主义认为，我们行为的目的是追求幸福。例如，密尔作为功利主义的集大成者，他认为"承认只有快乐，避免痛苦，是因为它是目的而认为可欲的事物，而且一切可欲的事物（在功利主义系统之内这种事物与在任何其他系统内一样多）是因为它本身有的快乐，或是因为它是增进快乐避免痛苦的方法而成为可欲的事物"❸。我们行为的目的不在于情感主义所主张的快乐，而在于其背后的目的，那就是幸福。密尔关于幸福的观点修正了快乐主义善恶判断的标准问题——依据观感快乐与否来判断。

---

❶ 休谟. 道德原理探究 [M]. 王淑芹，等译. 北京：中国社会科学出版社，1999：107.
❷ 休谟. 人性论 [M]. 关文运，译. 北京：商务印书馆，1991：598.
❸ 密尔. 功用主义 [M]. 北京：商务印书馆，1957：7.

对于行为的动机是快乐还是幸福这个问题，感官的快乐和内在的幸福的回答是不同的，快乐主义所关注的是，苦乐最终来源是自然的感觉，即未受任何人为的意志干预的自然的经验感受；而功利主义的幸福论则以内在的道德良心来评判，良心是不同于自然的未受任何人为的意志干预的道德感。密尔认为良心不是先在的，是可以后天培养的，"假如加以培养，可以达到高度的发展"❶，而且良心具有在团体里传染的特点，也就是说，为他人利益考虑，经过习得可以在群体中得到认可。

功利主义的幸福观在个人幸福和多数人的幸福问题上保持着必要的张力，主张最大多数人的最大幸福原则。但功利主义的幸福观存在着自己解决不了的问题：第一，幸福最终没有摆脱快乐的目的；第二，在价值与义务之间如何来分配幸福，即利己与利他的原则问题没有有效的解决方法。除此之外，还有些问题成为直觉主义以及新黑格尔主义直接攻击的对象。

以摩尔为起始的直觉主义，在对休谟问题的研究基础上，走向了与自然主义彻底决裂的道路。摩尔反对自然主义，他认为以快乐和幸福为目的的功利主义都是运用人的自然的经验的本性来解释道德行为。他认为幸福与价值属于道德问题，具有不可定义的性质，道德问题是不能在事实中来证明的，功利主义的问题就在于从经验感情中推演出道德判断。新黑格尔主义者批评功利主义对快乐的理解只限于个体，没有将快乐与理性联系在一起，包括密尔的最大幸福论，也最终归结到个体的快乐之上，没有形成具有普遍性、统一性的价值目的，仍然没有解决个人狭隘的利己问题。

进化论的伦理发展方向不同于直接在对功利主义反对基础上建立的直觉主义伦理学，它本身是在传统经验主义伦理学基础上发展起来的，但没有走向反对自然主义的道路。进化论伦理学是现代西方经验伦理学转向科学主义伦理学的关键环节，在道德起源、道德的评价以及智力因素在本能中的作用等方面，对杜威价值理论的影响尤为巨大。杜威在他的多部著作中论及达尔文主义及其方法，如 1898 年他在《一元论者》

---

❶ 密尔. 功用主义［M］. 北京：商务印书馆，1957：32.

（《The Monist》）期刊上发表的《进化论和伦理学》（"Evolution and Ethics"）❶一文批评了赫胥黎和斯宾塞对进化论的误解；其后，在 1902 年发表的《进化论方法在道德中的应用》（"The Evolutionary Method As Applied To Morality"）和 1903 年发表的《道德的科学考察的逻辑条件》（"Logical Conditions of a Scientific Treatment of Morality"）等文中，杜威提出了进化论的方法为什么能够应用于道德的研究的问题，通过分析和论证，他得出了"只有使用进化论的方法，即历史的方法，道德才能进入科学的领域"❷的结论，用进化论思想解释道德的起源和性质，明确地提出了进化论的原则；1909 年发表的《达尔文主义对哲学的影响》（"The Influence of Darwinism on Philosophy"）❸一文在杜威哲学中具有纲领性的意义，这篇短文勾勒出杜威后来的主要著作的逻辑。杜威在该文中指出，达尔文的《物种起源》开创了一种新的思维方式，它最终必定要变革知识的逻辑，由此带来研究道德、政治和宗教的变革。进化论用物种的演化过程代替了本质论和目的论的哲学传统，用"自然选择"解释了生物进化的根本原因，克服了传统哲学的二元对立的解释。按照"自然选择"的原理，物种的变异是偶然的，但"自然选择"的作用是必然的，只要发现物种的变异与自然环境之间的适应关系，就可以解释物种进化的原因，完全不需要预先的"设计"或"心灵"的作用等非科学的、不可验证的解释。

进化论哲学的兴起和发展主要在英国和俄国，达尔文是奠基者，赫胥黎、斯宾塞和克鲁泡特金是主要代表。查尔斯·罗伯特·达尔文是一名自然科学家，他在 1859 年完成了《物种起源》这部著作，之后在 1871 年完成了《人类的由来》这部人类学著作，其思想也由自然的进化论拓展到人类伦理道德领域。他的伦理价值观是建立在自然进化基础

---

❶ John Dewey. Evolution and Ethics [J]. Monist, 1898 (4)：321–341.

❷ John Dewey. The Evolutionary Method as Applied to Morality [M] //Jo Ann Boydston, ed.. The Middle Works of John Dewey (1889–1924). Carbondale：Southern Illinois University Press, 1976 (2)：20.

❸ John Dewey. The Influence of Darwinism on Philosophy [M] //Jo Ann Boydston, ed.. The Middle Works of John Dewey (1889–1924). Carbondale：Southern Illinois University Press, 1977 (4)：3–14.

上的，主要内容包括反神学宗教观、人的本能由来和理智的考察。

首先，达尔文运用自然进化理论反对宗教神学道德观，建立起道德的自然基础。人类以及人类社会是由自然界发展而来的，是自然进化的结果，道德不是神的启示。"就我自己来说，我不相信曾有过什么神的启示"❶，"所谓自然法则的存在是有目的的。我不懂这一点。"❷ 他反对将自然法则看成是由上帝安排的，"我逐渐变得不相信基督教是一种神的启示，有许多虚伪的宗教像野火般地传播到了地球上的大部分区域，这个事实对我是重要的"❸，"我们越是认识自然界的固定法则，奇迹就变得越不可信"❹。

其次，人的社会性本能是由动物的社会本能演化而来的。达尔文通过广泛的科学调查和研究，得出人的很多本能是来自动物的结论。如，人具有的一些感觉、知觉、情欲和情绪等都与动物有相同之处。"低等动物，像人一样，显然也感觉到愉快和痛楚，懂得什么是幸福，什么是烦恼。"❺ "低等动物，与我们相通，也受同样的一些情绪所激动。"❻ 许多动物具有社会性、合群力，达尔文认为人与动物都具有天赋的社会性本能，这种本能具有以下特征："第一，一些社会性的本能会使一只动物在它的同类的群体中或社会中感觉到舒服，即所谓乐群之感；会对同类感觉到一定分量的同情心，会进而为它们提供各式各样的服务。……第二，……社会性的本能是经久的，无时无刻不存在的，而某一种其它的本能，尽管意识的强大有力胜过了社会性的本能，使它暂时屈从而让路，却在性质上并不经久，……第三，……在社群的意愿得以表达之后，对每一个成员应该如何动止举措才对公众有利这一种共同的意见就在极高的程度上成为行动的指针。"❼ 人的社会性本能也具有这样的特点，人属于社会性动物，尽管人类丢弃了他们远祖的一些本能，但对同

---

❶ F. 达尔文. 达尔文生平 [M]. 叶笃庄，叶晓，译. 北京：科学出版社，1983：91.
❷ F. 达尔文. 达尔文生平 [M]. 叶笃庄，叶晓，译. 北京：科学出版社，1983：93.
❸ F. 达尔文. 达尔文生平 [M]. 叶笃庄，叶晓，译. 北京：科学出版社，1983：49.
❹ F. 达尔文. 达尔文生平 [M]. 叶笃庄，叶晓，译. 北京：科学出版社，1983：48.
❺ 达尔文. 人类的由来 [M]. 潘光旦，胡寿文，译. 北京：商务印书馆，1983：103.
❻ 达尔文. 人类的由来 [M]. 潘光旦，胡寿文，译. 北京：商务印书馆，1983：103.
❼ 达尔文. 人类的由来 [M]. 潘光旦，胡寿文，译. 北京：商务印书馆，1983：149－150.

类的友情和同情这样的本能仍然还保留着。人类群体中的单个的人，"一面对他的同伴表示忠诚，而另一面对他的部落的领导表示服从"❶，"他会乐于和别人一道警醒对同类的保卫工作；并且在不太妨碍自己的利益或自己的强烈的欲望的情况下，准备随时对他们进行任何方面和任何方式的帮助"❷。

第三，达尔文没有像功利主义和情感主义那样，把道德的基础建立在情感的快乐上，而是把道德基础问题推向了快乐产生的另一个方向，即自然选择问题的探源上。他对功利主义的改造并不是只在快乐情感的自然追寻上，更重要的是对人类的理智并没有视而不见，他的伦理学的第三个特点就是对理智的考察。人的智力和本能是什么关系呢？达尔文反对认为本能与理智是彼此对立、此消彼长的关系的观点。他认为，"高等动物的各种理智性能便是从它们的各种本能逐渐发展出来"❸，人的理智就是在从动物的社会性本能转化到人的社会性本能中产生的。人类的"理智性能主要通过了自然选择而逐步变得越来越完善"❹。人类的社会本能虽然来自动物性的社会本能，但人类的社会性本能与动物的社会性本能是不同的，那是因为自然选择也越来越受理智影响，理智影响下的社会本能可以解释功利主义所要达到的"最大多数人的最大的幸福"的问题。为什么在一个群体中，最为勇敢的一些人，在战争中总是愿意当前锋呢？为什么明明知道很危险也甘愿帮助他人呢？动物有时也会表现出这样的特性，它们彼此友爱和相互同情，但在人类社会的本能中除了本能的冲动，还有推理和经验的帮助。如一个人去帮助别人时，他一般会受到其他人的帮助，这样就形成了帮助别人的习惯，"他会受到同辈毁誉的影响的。显然，统一部落的成员对他们认为是对大家有力的行为会表示赞许，而对被认为是邪恶的行为表示谴责"❺。运用理智，人们判断哪些行为会对个人和群体有益，哪些不利。

---

❶ 达尔文. 人类的由来［M］. 潘光旦，胡寿文，译. 北京：商务印书馆，1983：164.
❷ 达尔文. 人类的由来［M］. 潘光旦，胡寿文，译. 北京：商务印书馆，1983：165.
❸ 达尔文. 人类的由来［M］. 潘光旦，胡寿文，译. 北京：商务印书馆，1983：100.
❹ 达尔文. 人类的由来［M］. 潘光旦，胡寿文，译. 北京：商务印书馆，1983：199.
❺ 达尔文. 人类的由来［M］. 潘光旦，胡寿文，译. 北京：商务印书馆，1983：203－204.

达尔文在考察理智时不仅反对功利主义，也考察了群体舆论的形成机制问题。作为社会性动物，其舆论必然是对群体成长有利的，虽然有些舆论会让个体牺牲利益，但会得到群体的赞同，给予个体归属感。理智在其中发挥的作用就是对后果的预见。总之，达尔文认为，"道德感或良心，始于一些社会的本能，中途在很大程度上受到旁人毁誉的指引，又受到理性、个人利害的考虑、以及在更后来的一些时代里、一些深刻的宗教情绪的制裁约束，而终于通过教诲与习惯，取得了稳定与巩固"❶。达尔文关于理智与行动的后果的关系，以及他关于人们的习惯的形成等一些问题，对杜威价值评价理论以及他的教育理论有重要的影响。

3. 整体和实践的方法——新黑格尔主义的影响

杜威哲学起步于新黑格尔主义。怀特在《分析的时代》中声称："几乎二十世纪的每一种重要的哲学运动都是以攻击那位思想庞杂而声名赫赫的十九世纪的德国教授的观点开始的，这实际上就是对他加以特别显著的颂扬。我心里指的是黑格尔。"❷

进化论哲学本身作为经验主义哲学的发展，没有摆脱自身的个体狭隘性，当进化论哲学在英国出现问题时，虽然有人试图把德国的黑格尔哲学引入英国，但还是没有动摇经验主义的地位。随后，格林和布拉德雷最终使新黑格尔主义成功登陆英国，为经验主义的发展输入了不同的思路。杜威的思想很大程度上受格林的影响，"他的黑格尔思想还从英国新黑格尔主义者格林（T. H. Green，1836—1882）和鲍桑凯（B. Bosanguet，1848—1933）等人的著作里间接得来，当时格林每出一书，杜威都要撰文评论"❸。

新黑格尔主义对杜威的影响表现在整体主义和实践的方法上，如杜威自己所说："黑格尔的思想吸引着我，亦有其'主观的'理由；它满足一种统一的要求，那无疑是一股强烈情感的乞求，同时亦是一种强烈

---

❶ 达尔文. 人类的由来 [M]. 潘光旦，胡寿文，译. 北京：商务印书馆，1983：204.

❷ 怀特. 分析的时代：二十世纪的哲学家 [M]. 杜任之，译. 北京：商务印书馆，1981：7.

❸ 贺麟. 现代西方哲学讲演集 [M]. 上海：上海人民出版社，1984：54.

的欲望，……我认为有如新英格兰的遗产所留下的一种影响加在我的脑海里，各种区分将自己和世人隔离，使人产生一种感觉痛苦的压迫——要不然，更恰当地说：它们就是一种内心的苦恼。我叫早期的哲学研究是一种智力的健身操。然则，黑格尔的主体和客体、物质和精神、神和人的统合，不仅是智力的公式；它运作如同一种极广大的释放，一种自由"❶。贺麟认为："杜威还有对立统一的看法，如手段和目的的合一，人文和自然的合一（自然须得人文化，人生也应该自然化），理想和行为的合一，特别是他的系统里非常注重知行合一，这种对立统一的看法当然不全和黑格尔相同，但无疑是受了黑格尔的启示生出的。"❷ 新黑格尔主义以黑格尔的整体思想为基础，对功利主义和达尔文主义的狭隘经验主义和个人主义进行批判，指出并试图解决经验主义的问题。在这一点上，杜威也批判地吸收了新黑格尔主义，"在杜威的著作中，也正像在时下的科学和伦理学中一样，渗透着一种准黑格尔主义倾向，不但把一切实在而现实的事物消融到某种相对而暂时的事物里面，而且把个人消融到他的社会功能里面"❸。

在新黑格尔主义者中，英国哲学家格林在经验主义面临困境时，没有固守经验主义，而是寻求大陆整体主义的普遍意识来挽救经验主义。格林通过对进化论的批判，把自己的哲学建立在对自由意识的道德形上学的普遍分析之上，用实践把自由意志、欲望和理智三者统一起来，并且指出自由意志只有在社会实践中，才能得以实现，这正是把个人与社会看成是一个整体的整体主义表现。他首先反对对道德的自然科学的解释，不赞同以实验的方法来研究伦理价值问题。进化论虽然推进了个人经验的情感的研究，给予伦理学研究以新的特点，但遗传变异论把道德说成是："快乐和痛苦、欲望和反感，希望与恐惧诸感受何以会在逐渐累积的变异中遗传下来"，道德的直觉是"在人的生物体与其生存于其中的社会环境的漫长的相互作用中，产生了'视污点为创伤的原则的感

---

❶ 邹铁军. 实用主义大师杜威［M］. 长春：吉林教育出版社，1990：7.
❷ 贺麟. 现代西方哲学讲演集［M］. 上海：上海人民出版社，1984：55.
❸ 罗素. 西方哲学史：下卷［M］. 北京：商务印书馆，1982：387.

觉能力'，产生了道德的直觉能力"❶，这些论点格林并不赞同。虽然格林也承认人类的道德是历史文化的积淀，道德有其事实的自然基础，道德有遗传的因素，但不能简单地把道德归结为物理事实，那样做的结果就是把人也视为动物。

格林认为达尔文主义是决定论者，达尔文主义者认为自然规律是道德的规则和律令，如果认可自然科学的规则，在人类道德领域就要遵守进化论原则，幸福与快乐的获得是由于遵守自然规律而取得的。达尔文主义者把适者生存、自然选择理论适用于幸福和快乐的选择上，并认为它们是自然长期进化的结果。格林反对这种把人的快乐和幸福的伦理问题看成是纯粹的自然事件，"对于仅仅是自然力的结果的人来说，命令他去遵守他们的规律显然是没有意义的，因为那样就意味着在他之内有某种独立于自然力的东西，这种东西可以决定他和自然力之间的关系"❷，他坚信，"人不仅仅是自然的产物。我们将肯定在人身上存在非自然的原则"❸。

格林也批判了达尔文主义者对荣誉感的解读，达尔文主义者认为，在长期的进化中，群体会对那些对群体生存有利的行为给予赞同，他的行为会得到全体的认可，那么全体慢慢地会形成对一定行为的赞誉或者是批评，之后群体的规则逐渐形成起来，人们也认同这样的行为并形成习惯给予肯定。只有那些对群体有利的规则和习惯经过进化与选择得以保留，荣辱感教育人们感到悔恨，追求理想，能意识到公共利益与个人利益的对立，甚至有时能倾向于公共利益。但在格林看来，道德的任务"不仅应阐明人如何行为，而且应阐明他应该如何行为"❹。道德的任务是阐述行为的内在机制，尤其是动机问题，而不仅仅是外在行为表现。

在对达尔文主义批判的基础上，格林以"自我意识"来反对自然主义，并重建道德的形上学。他认为人的欲望与动物的欲望不同，动物以本能的冲动来满足欲望，而人的欲望尽管与动物有着深刻的渊源，也与

---

❶ 张世英. 新黑格尔主义论著选辑：上卷［M］. 北京：商务印书馆，1997：71.
❷ 张世英. 新黑格尔主义论著选辑：上卷［M］. 北京：商务印书馆，1997：74.
❸ 张世英. 新黑格尔主义论著选辑：上卷［M］. 北京：商务印书馆，1997：75.
❹ 张世英. 新黑格尔主义论著选辑：上卷［M］. 北京：商务印书馆，1997：73.

动物一样以感官感觉或神经系统来传递对事物的印象，但人的欲望是对欲望对象的欲望，是在自我那里形成的自我意识，这种意识"绝对不是纯粹动物的欲望的继续"❶，它是经过经验的实践在自我那里形成的对对象的表象，是同经验世界相区别的指向实践的概念，是将要去实现的一种观念的意识。善是对人的欲望的评价，也就是对自我意识的评价，这种善的伦理概念就与实践相关联，实践的发生是需要动机的。格林从两个方面对动机进行分析，一方面是具有自然属性的欲望，是对自然的陈述；另一方面是自我意识的介入所产生的动机。第一个方面是以个人感官感知事物的自然过程，如动物生命过程的欲望的本能，它是严格的自然意义的自然事件。第二个方面是自我意识把它自身的观念作为表象反映给自己，如果自我在自我意识中形成了自我满足的观念，并且这种自我满足的观念在现实欲望的满足中得到实现，这样的动机才是我们要讨论的动机。自我意识是"人将自身作为主体表象给自己"❷，是人的意志的表现。当然，格林指出，不要误以为动机是自然欲望和自我意识的杂和体，动机不是二者的拼合物。在格林看来，动机不包括由于欲望而采取行动所导致的结果，这个结果不是动机的组成部分，例如由于饥饿而采取行动的结果，这种行为不是道德范围之内的，它是本能的表现；这也不是动机本身，在格林看来本能的行为是不能被称为是善或者是恶的。

格林认为，对道德的认识不是从外在的行为而应当从内在的关系来判断，道德是内在理智的展现，而不是外在经验的表达，道德建立的基础是自由的意志。自我意识可以借助一些工具，如语言、文学和典章制度来对自身活动进行反思。与动物本能不同，自我意识可以意识到欲望并在自我意识中形成自我满足。道德的过程是这样的过程："这一发展过程同时也是自我表象的，永恒的自我意识不断采取欲望对象为其个人好处的过程。"❸动机不再是完全自然发生的事情了，是被意识到的，是

---

❶ 张世英. 新黑格尔主义论著选辑：上卷［M］. 北京：商务印书馆，1997：77.
❷ 张世英. 新黑格尔主义论著选辑：上卷［M］. 北京：商务印书馆，1997：89.
❸ 张世英. 新黑格尔主义论著选辑：上卷［M］. 北京：商务印书馆，1997：84.

归于自己的。格林反对认为动机是在各个动机冲突中进行选择的观点，以及现在的动机是受以前动机决定的观点，认为动机的选择是意识造成的，意识行为具有自我满足欲望的特性，欲望对自我目的产生作用才会进行选择，动机的选择不是先在的，而是意识对结果的预期的情况下产生的。同样，在谈到自我意识的品格与环境的关系问题时，格林指出，如果认为人的行为品格是由环境决定的，那就是说行为是必然的，这是道德决定论，把人看成了必然的人，这样的观点损伤了道德的创造力。

格林的思想继承了黑格尔的实践理论，注重实践基础上的关系互动。他认为休谟关于道德是由他人行为结果所引起的观点是不正确的，休谟把快乐解释成为"增进人的快乐或消除他人的痛苦的行为引起的满足感，……因此道德观念恰恰不是由感知道德观念的人的行为而是由其他人的行为所引起的"❶。格林的观点是，道德观念不是存在于行为结果与观念之间，道德是在欲望、理智和意志之间的观念领域中的，不与具体结果产生关系。换句话说，对快乐的追求并不是一定要取得一定的行为结果，有些行为尽管没有达到预想的快乐的目标，但只要在观念领域中认可这样的行为是带来快乐的，在格林看来也属于善的范围。

在考察欲望、理智和意志之间的关系时，格林把实践观念引入欲望概念之中。他对三个概念分别作了不同解释，欲望是实践的思想，当然这里的欲望与动物本能的欲望是相区别的，它是理智与意志都参与进去的欲望；理智是"把握欲望的对象所缺乏的实在性或寻求手段以实现这一对象"❷，它是思辨的思想；而意志则是"仲裁者"，"有时欲望和理性被看作是将人引向不同方向的力量，而意志则被认为是决定遵循那个方向的力量"❸。在格林看来，欲望是一个实践的思想，欲望是发动理智观念的活动，同时实践的目的与理智的目的是统一的。以快乐为例，在现实生活中，由于欲望的实践和理智掺杂在一起，结果单纯把快乐看成是欲望实践的追求，这样反而是把人看成了没有理智的纯粹自然的动

❶ 张世英. 新黑格尔主义论著选辑：上卷［M］. 北京：商务印书馆，1997：70.
❷ 张世英. 新黑格尔主义论著选辑：上卷［M］. 北京：商务印书馆，1997：121.
❸ 张世英. 新黑格尔主义论著选辑：上卷［M］. 北京：商务印书馆，1997：102－103.

物。真正的快乐不是来自对被追求对象的实际获得或结果，而是"实现某种对象的快乐的可能性以不是指向那快乐而是指向那种对象的欲望为先决条件；并且在所有那种假定情况下的对象显然起源于理智的概念"❶。欲望、理智和意志三者是统一的。在关于实践理性问题上，格林在阐述自由意识时指出，自由的意识是在一定关系下展开的，"个人的自由和行为仅仅是相对的、关系性的，必须在人类社会条件下才能成为现实"❷。自我只有在社会的交往实践中才能实现自由，"实践理性是人希望通过行动达到自身完善的能力"❸。由此可见，在个体的道德和社会的一般道德之间，格林找到了二者的结合点，个人的主体的善的实现要通过与社会整体关系的关联才能完成，个人与社会不是孤立的，而是一个整体。

三、杜威价值哲学的立场及其推进

杜威价值哲学的建立时期是现实生活和哲学理论发生重大改变的时期，在现实生活中，面临的是一个敢于冒险和向世俗挑战的民族以及迅速发展的科学时代；从哲学理论来看，自然主义、经验主义和理性主义哲学都面临着各自的困境，希望能在理论上获得巨大突破以求发展。在这样的条件下，杜威指出了以往哲学的问题是形而上学的哲学传统所造成的哲学上的分裂，这个分裂就是经验与自然、价值与评价、手段与目的的分裂。在经验主义那里表现为理智与经验的偶然性相联，不能深入探究理智与经验的关系，而在新黑格尔主义那里，则只去强调意识的作用，把实践当成了附带说明的问题。杜威批判地吸收了达尔文自然主义思想中的关于伦理的经验解释，也吸收了新黑格尔主义哲学思想中的整体思想，来沟通经验与自然的分裂，形成了具有自身特点的经验自然主义哲学，走上了不同于直觉主义发展的道路，为经验主义的发展另辟蹊径，也对后现代主义思想的发展起到了一定的影响。

❶ 张世英. 新黑格尔主义论著选辑：上卷［M］. 北京：商务印书馆，1997：122.
❷ 万俊人. 现代西方伦理学史：上卷［M］. 北京：北京大学出版社，1990：240.
❸ 张世英. 新黑格尔主义论著选辑：上卷［M］. 北京：商务印书馆，1997：141.

1. 杜威的哲学立场

杜威认为，自然主义、经验主义和理性主义（其中包括快乐主义、功利主义、达尔文主义、新黑格尔主义）等以往的哲学需要改造，它们自身对形而上学哲学传统的追求窒息了它们的发展。"以致许多学者不知道，如果除去了区分本体与现象世界的形而上学任务，以及解释一个分离的主体如何能够了解一个独立的客体的认识论任务，哲学还剩下了什么。"❶ 杜威从经验自然主义立场出发，同时吸收了新黑格尔主义的思想和达尔文的进化论思想，对以往哲学进行改造。杜威指出，哲学的困境产生的原因是："有用的知识越增加，哲学则越忙于完成其与人生无关的任务。"❷ 杜威认为：

"哲学的正当工作就是解放和澄清意义，包括在科学上已经证实的意义。"❸

"诗歌的意义、道德的意义、生活中大部分的好都是有关于意义之丰满和自由的事情，而不是有关于真理的事情，我们生活的一大部分是在一种和真假无关的意义领域中进行的。"❹

"哲学的中心问题是：由自然科学所产生的关于事物本性的信仰和我们关于价值的信仰之间存在着什么关系（在这里，"价值"一词是指一切被认为在指导行为中具有正当权威的东西）。"❺

从杜威竭力倡导科学精神（理智和实验的方法）并强调哲学应成为科学方法论这个意义上来说，他的哲学可以归属科学主义；但从其强调人在哲学中的核心地位来说，也可归属人本主义。正如刘放桐先生所说，思潮的划分是相对的，哪些哲学流派划入哪些思潮也是相对的，同一流派在不同视角下可以归属于不同思潮。从总体上来看，杜威的价值

---

❶ 约翰·杜威. 哲学的改造 [M]. 张颖，译. 西安：陕西人民出版社，2004：71.
❷ 约翰·杜威. 哲学的改造 [M]. 张颖，译. 西安：陕西人民出版社，2004：4.
❸ 约翰·杜威. 经验与自然 [M]. 傅统先，译. 南京：江苏教育出版社，2005：260.
❹ 约翰·杜威. 经验与自然 [M]. 傅统先，译. 南京：江苏教育出版社，2005：260.
❺ 约翰·杜威. 确定性的寻求 [M]. 傅统先，译. 上海：上海人民出版社，2004：258.

哲学具有人本主义特征。美国学者宾克莱在其《理想的冲突——西方社会中变化着的价值观念》中把杜威界定为人本主义者，他认为："注意到约翰·杜威是一个人本主义者，这是至关重要的"，"杜威主张，社会应该用他的根本道德委身来改造，这种道德委身的对象是每个人的尊严都受到尊重的民主的社会秩序。"❶ 他还说："读杜威的著作时，谁都会立刻发现这一事实，即杜威的实用主义只有在人本主义的背景下才能行得通"❷，"我们已经强调过，杜威的基本信念是人本主义的。因此，杜威提出，我们不仅要改变人使之适应社会，而且也要改变社会使之适应人。"❸ 之所以把杜威称作人本主义者，就是因为他强调其哲学中对人的关怀。他所宣称要实现的所谓哲学中的"真正的哥白尼式革命"，其主旨就是要充分发挥人的能动性和创造性，也就是人的超越性。

杜威的人本主义立场是在反对传统哲学，并在吸收了自然主义进化论的思想和新黑格尔主义思想过程中建立的。杜威认为，形而上学的确定性造成了经验与自然、价值与评价、目的与手段的分裂，就是因为没有从经验自然方面来理解经验，没有从进化论方面来理解行动产生的原因。形而上学的哲学传统之所以在发展中面临着难以解决的问题，首先是因为没有从进化的角度来理解物质世界的存在方式。在达尔文进化论产生前，人们认为物种是按照固有的秩序从高级向低级排列，物种本身也是固有和不变的，"在固定不变的种类和物种，高低阶级的安排，短暂个体对普遍或种类的从属等定论对生活科学的控制被动摇之前，在社会和道德生活中使用新思想和方法是不可能的"❹。达尔文进化论改变了关于固有的观念的理论。杜威还进一步指出，进化论关于有机体与环境的互动才产生知识的论断，改变了传统形而上学的知识观，把知识从先在不可触及的地位降低到变动的、再生的地位，"知识不是独立而自足

---

❶ L. J.·宾克莱. 理想的冲突——西方社会中变化着的价值观念 [M]. 马元德，等译. 北京：商务印书馆，1983：28.

❷ L. J.·宾克莱. 理想的冲突——西方社会中变化着的价值观念 [M]. 马元德，等译. 北京：商务印书馆，1983：29.

❸ L. J.·宾克莱. 理想的冲突——西方社会中变化着的价值观念 [M]. 马元德，等译. 北京：商务印书馆，1983：31.

❹ 约翰·杜威. 哲学的改造 [M]. 张颖，译. 西安：陕西人民出版社，2004：42.

的东西，而是为维护和发展生命的过程所包括"❶。杜威在其理论中，对经验以及对评价等问题的理解，也采用了达尔文关于理智方法的思想，虽然达尔文没有深入论述理智方法发挥作用的机制，但这也启发了杜威，他的理论又把这个问题进一步发展。

在继承达尔文主义的同时，杜威也看到了这一理论本身的问题，如关于经验与理智之间的关系，杜威认为达尔文主义在这个问题上犯了情感主义的错误，把经验完全看作是有机体与环境互动的结果，没有运用理智的方法，解释经验具有可观察和可预测性。如何来解决达尔文的这种错误，杜威吸收了新黑格尔主义思想，尤其是格林的思想。格林认为道德是自我的自由意识，不能把自然主义所推崇的道德的进化引入道德生活，认为道德不是动物界所具有的，反对把纯自然的现象认定为道德的观点，如饥饿就不能归属道德领域，只有把欲望、理智和意志三者结合起来才能形成道德。这个观点无疑启发了杜威，在自然进化论那里解决不了的问题在新黑格尔主义这里找到了答案。格林关于行为的动机不是完全自然发生的事情，道德是内在理智的展现等理论被杜威借鉴。但是，格林的思想也有杜威所反对的方面，尤其是格林关于把道德看成是自我意识的观点，杜威认为这是与经验的实际情况不相符合的。

2. 杜威对自然主义的发展

杜威通过继承达尔文主义和新黑格尔主义的理论长处，不断地完善他的自然主义理论，进而推进了自然主义的发展。

在自然主义那里，快乐主义和功利主义把关于道德伦理学的问题从感官的快乐、幸福原则推进到从自然进化角度来解释伦理道德问题，但在杜威看来还是有许多问题的。

杜威指出，我们一般把古希腊人所认为的对感官感知材料的总结当成了经验，在现实生活中，"按照这样的理解，经验就是在优良的木匠、领航者、医师和军事长官的鉴别力和技巧中表现出来，经验就是艺术"❷。杜威认为这种从有机体与自然互动中理解的"经验"其本身存

---

❶ 约翰·杜威. 哲学的改造 [M]. 张颖，译. 西安：陕西人民出版社，2004：50.
❷ 约翰·杜威. 经验与自然 [M]. 傅统先，译. 南京：江苏教育出版社，2005：226.

在严重的缺陷。因为这种"经验"的观念，往往被认为是没有理智的参与，是变动不居的，是低级的和被轻视的。在没有有效的沟通经验与自然的分裂之前，所有现实的经验都被认为是低级的，这个低级的自然部分是最容易受机遇和变化侵蚀的，不能真实地反映自然，也就是工匠者、艺术家、医师所拥有的技能的表达，是对自然的偶然和片面的反映。与之相对立，高级的永恒、固有和不变的领域，则产生丰满和完整地反映自然的理论。其实，这就是形而上学下的分裂的世界。自然主义如果不能改变这样的分裂状态，那就是因袭了形而上学的路线，没有摆脱窒息哲学发展的绳索。

杜威认为这种对经验的理解方式，其实又回到形而上学那里去了。从经验的产生方式来说，杜威赞同自然主义从有机体与环境的互动来解释经验的产生。但杜威看到了问题的所在，指出我们不能把感官经验看成是获取"先在"知识的途径，它只是指导行动的方针。经验是与行动相联系的，行动与目的、需要相联系。这样，经验就是满足目的、满足需要的经验，当然杜威为了避免主观主义倾向，把理智的方法恰当地运用到对目的的形成上。理智的方法就是通过具体的推理、科学的实验和归纳等方法，对目的形成的条件进行判断，这样被认为是有效的目的就会在判断中形成，这种有效的目的再来指导行动，从而形成经验。这种对经验的理解方式，显然挖掘到了自然主义没有发现到的理智的功能，也完全摆脱了自然主义在根基上的问题——形而上学传统的问题，使得杜威用从经验主义和理性主义那里所汲取的方法推进了自然主义的发展。

杜威特别强调理智对于善恶观念和价值判断形成的意义。这是杜威价值理论与其他自然主义的根本不同之处，代表了他的理论的突破性进展，在一定程度上克服了自然主义把价值等同于从自然进化而来的情感的庸俗化倾向。例如，与杜威同时代的另一位自然主义哲学家培里认为，"价值就是兴趣的对象"❶。把价值等同于兴趣感受，其结果就是把价值等同于感官的直接感受，忽视了理智在价值领域中的作用。杜威不

---

❶ John Dewey. Theory of Valuation [M]. Chicago：The University of Chicago, 1939：18.

同意把任何享受都当作价值。"我们不能把任何享受的东西都当作价值，以避免超验绝对主义的缺点，而必须用作为智慧行动后果的享受来界说价值。如果没有思想夹入其间，享受就不是价值而只是有问题的善。"❶

　　总的来说，杜威的价值理论的确具有不同于传统的和其他现代的价值理论的特色，在一些重大价值问题上取得了突破性进展，就自然主义价值理论范围而言，他的价值思想尚没有被超越，至今仍对西方价值理论研究和西方社会生活发生着重要影响。

第二节　经验与自然的沟通
——杜威的经验自然主义价值论

　　当经验主义和理性主义在各自领域面临困境时，杜威发现了传统哲学的问题所在，就是以往哲学把实在和经验分离造成了两种信仰和两种价值的鸿沟，而"哲学不应去强化高贵者和卑下者之间的鸿沟，高高在上的观念和凡俗之物之间的鸿沟，而应该放弃纯粹理论的自以为是的确定性"❷。这种鸿沟的产生，杜威认为是形而上学的确定性传统造成的，杜威以行动（实践）的方法来沟通由于形而上学传统造成的在价值本体领域和价值评价领域中的分裂。在价值本体领域中，杜威以经验实践的方式来沟通两个分离的世界——经验与自然、知与行、观念与感知，通过对经验本身的诠释，发现本质的、固有的和内在的世界与偶然的、变化的和世俗的世界之间原本就是相互关联的，而行动是获得它们联系的方式。与之相应，在价值评价领域中，杜威认为也存在着这样的分裂，如目的与手段的分裂，确定的价值标准和生活的分裂——一方是代表传统理性主义的标准和传统经验主义标准的确定的永恒的、普遍的和明晰的价值标准，另一方是我们日常变化的生活实践等。杜威在对自然主义价值理论批判的基础上，把理智的方法运用到价值范围内，以科学的方法分析事物的条件以及原因和结果，进而避免了经验和自然、观念和事

---

❶　约翰·杜威. 确定性的寻求［M］. 傅统先，译. 上海：上海人民出版社，2004：261.
❷　约翰·杜威. 确定性的寻求［M］. 傅统先，译. 上海：上海人民出版社，2004：3.

实的分裂。

一、确定性的追寻——超越形而上学的价值本体观

实用主义学派的几个代表人物几乎都对形而上学的哲学传统发起责难，"他们既承认自己是近代经验主义传统的继承者，又要求超越后者的形而上学性"❶，试图为哲学发展开辟新的路径。杜威同样对形而上学的确定性哲学传统予以颠覆。人们对确定性传统的追求，使得人们坚信终极价值的存在，价值之所在就是圆满的"善"所在之处，价值是永恒和完善的，这使哲学肩负起精神家园的责任，同时这种传统也把世界分隔成永恒的心灵世界和变化的生活世界。永恒、普遍的本质世界是确定的善的世界，在那里人们可以获得最高的精神慰籍，那是个圆满的最高价值所在，而世俗的生活实践世界是不稳定和充满了危险的世界。人们向往安全和稳定的世界，希望"找到一个固定肯定的东西的愿望，以便提供一种安全的庇护所"❷。于是人们不断发展和完善确定性世界，借助心中确切地占有不变实在的办法来寻求确定性，这使得形而上学的确定性在哲学中获得了很长时间的主导地位。但是，随着现代科学、工业和政治的发展所带来的社会动荡、焦虑和悲观，人们对传统确定性的信仰发生了怀疑，对最高的、本质的、固有的价值产生怀疑。在确定性与动荡之间，我们应当如何自处？杜威认为形而上学的传统，最终导致了价值本体领域的分裂，即经验与自然的分裂，把人的活动与自然隔绝起来，把人置于自然之外，知识与人的活动无关，但"我们获得知识的可能性，不应是上帝偶然的行善；应该是靠事物的交织作用。说到最后，上帝的知识也应该加以解释"❸。哲学需要改造，杜威通过对经验的自然主义方式的理解，重新对信仰方式给予解释——世界是相互关联的，需要我们在行动中、在关系控制中去理解和把握世界。

1. 形而上学的确定性传统

在杜威看来，古希腊哲学有着对确定性追寻的传统，人们对确定性

---

❶ 刘放桐. 新编现代西方哲学［M］. 北京：人民出版社，2000：175.

❷ 约翰·杜威. 哲学的改造［M］. 张颖，译. 西安：陕西人民出版社，2004：序2.

❸ 拉特纳. 杜威学说概论［M］. 吴克刚，译. 台北：世界书局，1953（民国42年）：126.

的向往，其原因是我们面临的是动荡不安的生活，"这个世界是一个冒险的地方，它不安定，不稳定，不可思议地不稳定。它的危险是不规则的、不经常的，讲不出它们的时间和季节的。这些危险虽然是持续的，但是零散的、出乎意外的"❶。所以，在面对变化危险的世界时，古希腊人对世界做出了双重解释，一个是我们不能理解、想要规避的世界，这是使我们不安的低级的变化世界，另一个是我们为逃避危险和寻求安全所给予确定性解释的一般的、不变的高级领域。低级领域是实践和行动的领域，它是经验涉及的领域，这个领域是变化的和偶然的，充满了危险，是人们所要逃避的。而高级领域，则代表至上和圆满的心灵和理性常住的地方，是对"实在"本身的属性的揭示，身后暗含着理性的目的，是确定性的标志。高级领域是理性和理想的结合所形成的普遍的常住体系，它把宗教和艺术信仰系统化，逻辑提供形式，物理提供常住对象，哲学作为一种知识类型就是揭示"实在"的属性。在这里，理性是与本质相联系的，是与终极相联系的，我们可以通过理性来把握确定性，可以通过理性知觉把握最后的"实在"，它是持续的、固定的、不容许有变异的，"哲学对普遍的、不变的和永恒的东西的既有倾向便被固定下来了。它始终成为全部古典哲学传统的共有财富"❷。知识的划分也随之分为两种类型：一种是真正的知识，即科学，这与哲学追求"实在"属性是一致的；另一种类型是关于变化的知识，就是信仰与意见，它是经验的和特殊的，是偶然的、盖然的而不是确定性的。人们趋向确定性知识，而摒弃不确定的知识。我们的世界和生活就这样被分裂为两个世界，一个是精神理性的，另一个是自然实践的。

这种分裂的世界必然造成一种紧张，而"这样的紧张状态便产生了近代哲学所特有的一切问题"❸，人们渴望从精神和自然的对立中找到联系来消除这种紧张。杜威指出，古希腊哲学的形而上学的"实在"观是与目的论结合在一起的，对价值目的性的追求也是知识论最后寻求的对

---

❶ 约翰·杜威. 经验与自然 [M]. 傅统先，译. 南京：江苏教育出版社，2005：28-29.
❷ 约翰·杜威. 确定性的寻求 [M]. 傅统先，译. 上海：上海人民出版社，2004：17.
❸ 约翰·杜威. 确定性的寻求 [M]. 傅统先，译. 上海：上海人民出版社，2004：50.

象，人类要实现自身的目的就要去领悟"实在"。所以人类在领悟确定性时，是需要无条件地占有一个没有匮乏、没有损失的完善境界。但近代科学——作为典型的知识，却不具有古希腊人所理解的知识本性的特征："第一，只有在固定不变的东西中才能找到确定性、安全性；第二，知识是达到内在稳定确切的东西的唯一道路。"❶ 近代科学向我们展示的是实践变化的世界。人们内在的心理紧张以及现实科学的发展，对形而上学的确定性传统导致的经验和自然的分裂所造成的恐慌越来越大，迫切要求对其做出新的解释。

从斯宾诺莎、康德、费希特到黑格尔，他们在解决这个问题的时候也试图对这个不可逾越的鸿沟进行根本的跨越和沟通。虽然他们的解答没有获得成功，但他们的研究是有意义的。

斯宾诺莎把新的科学方法与知识的最高确定性目的相结合，把知识与信仰问题合为一体来沟通自然与精神，并把必然和盖然的两类知识协调问题，变为两类信仰协调问题。在斯宾诺莎看来，新的科学是自然主义本身的发展，它暗含着人类的情感和欲望，是人类达到目的的手段，它的特点是强调感性，注重人的情感，而逻辑和数理知识则降到次要地位，经过逻辑等技巧和理性的方法的处理，科学所具有的目的性与古典哲学"实在"所具有的完善的目的性是殊途同归的，科学与最高的目的是一致的，两者之间不存在分裂。所以他得出结论，自然是科学知识的对象，"人们可以把它当作是常住善的根源和人生的规范而具有犹太基督教传统认为属于上帝的一切特性和功能。……自然行为提供了一个不变的目的和法则，而且当它在理性上被人认识时，它便成为完善的安宁和绝对的安全的源泉"❷。既然科学可以通过理性来把握最高的善，那么哲学的根本问题转化为两个信仰的协调问题："一个信念认为像科学这种形式的知识界露出现在的实在的特性；而另一个信念则认为只有从最后是由具有的特性才能产生出来节制人类情感、欲望和意向的目的和法

---

❶ 约翰·杜威. 确定性的寻求［M］. 傅统先，译. 上海：上海人民出版社，2004：48.
❷ 约翰·杜威. 确定性的寻求［M］. 傅统先，译. 上海：上海人民出版社，2004：53.

则。"❶ 由此我们可以看出，近代很多哲学家做的就是协调两个信仰的工作。

康德采取了让两个领域根本不发生交界的方法。科学领域是理智占统治地位的，另外一个领域是意志要求至上的领域。在科学领域是由实践的理性保证自然知识的可靠基础，在意志领域是由道德实践来取得确定性认识。在科学领域中，康德反对超验的理性，因为超验的理念在认识上的确定性已经被科学的发展所否认，但实践理性保证了超验实在和超验现象在思想上留下的空白，也使得这个领域得以稳定。相反，在道德领域，康德认为存在在实践上确定有的一种超验的对象，不能从认识上得到证实的对象，这也是完美和确定的。康德反对以科学知识的手段来影响道德领域，认为这样做会使这个超验的领域被颠覆。其结果是，他在保证了两个领域确定性的同时，又保证了两个领域之间互不影响。康德的方法继承了笛卡尔的理论，排除了天启和来自外部世界的理论影响，并且以他的方法来缓和两个领域的对立，但最终没有完成这个历史任务。杜威指出，康德以后的唯心主义哲学家不再走康德隔离的道路，而是想办法让两者达到统一。

费希特的做法是从道德的"应然"中推出实在知识的"实然"，如果我们行动所依靠的知识是从理想价值"实在"中确定的和至上的东西演化而来的，就会得到一个安定和统一的世界。

黑格尔的做法与费希特不同，他认为"人在道德方面的任务不是按照理想创造一个世界而是在理智上和人格的实质上把握已经体现在现实世界的意义和价值"❷，换句话说，就是我们的实践生活是对固有的世界的把握，而不是按照人类的意识去创造。黑格尔解决分裂问题的做法并没有什么新意，但他用发明的绝对精神来统一意义和价值，是进一步证明了道德和"实在"知识的绝对性和确定性。

自然主义对于两个领域的统一也做了工作，斯宾塞主张，普遍的进化论不仅是物理世界的最高原则，而且把道德和宗教上的信仰和追求在

---

❶ 约翰·杜威. 确定性的寻求 [M]. 傅统先，译. 上海：上海人民出版社，2004：54.
❷ 约翰·杜威. 确定性的寻求 [M]. 傅统先，译. 上海：上海人民出版社，2004：60.

进化论原则下统一起来，这样在自然与价值这两个领域，也就不存在分离的问题。但杜威对此给予了批判，他指出，如果按照进化论原则，罪恶最终会在进化过程中消失，但事实上，罪恶作为人类道德的实践问题并没有按照斯宾塞的原则消失。

当代实在论对知识和价值领域的分离问题，从对知识对象认识上的不同出发，指出知识并不是"实在"的属性问题，而是对认识对象的认识问题。实在论认为，认知对象可以划分为存在的对象和非存在的对象两类，存在的对象是物理学研究的对象，是人们确切领会到的对象，即感觉素材；而非存在的对象则是数学和逻辑学研究的对象，它是"非存在的"和"非物理的"，是具有本质或潜在特性的。存在的对象（即物理对象）和非存在的对象（即本质的最后对象），如果互相对立、互不交叉，那么确定性可以保证；如果把简单物理对象和最后的本质对象在反思中结合起来，就会导致危险，导致不确定性。

2. 哥白尼式革命

面对经验与自然、确定性与非确定性领域的分裂，在新的科学发展的状况下，以往哲学家的解释显得有些脆弱。杜威指出，他们没有绕出先在的本质论或先验论，没有看到理论与实践、感觉与理性彼此之间相互关联的性质。杜威反对把经验与自然分裂开来，进而他也反对本质主义这样的观点。从中可以看出，杜威是反形而上学的，无怪乎后现代主义者罗蒂把他称作是自己的精神导师。

杜威把自己的哲学改造称作哲学上的"哥白尼式的革命"。康德曾自称他的哲学是在哲学中进行了一次哥白尼式的革命，这个革命体现在现代西方哲学从本体论向认识论转向的过程中，也就是发生了由"主体围绕客体"向"客体围绕主体"的转变。在杜威看来，康德的哲学还不能称为"哥白尼式的革命"，他只是完成了一项反对神学、唤起理性的任务，但从哲学历史的发展来看，他的哲学仍然是形而上学的。康德从自我的心灵感知去解释说明运动，而不是把自我的感知说成是对固有事物本质的描述，这样的做法实际上就是把事实的性质归为人对事物的感知上面，而不是事物自身具有的性质。所以，康德的先验理性观念，只是唤醒了理性，对于感性与理性统一的任务并没有完成。杜威认为真正的"哥白尼式的革命"是应当"去考虑如何真正地把关于心灵、理性、概念和心理过程的传统观念颠倒过来","单纯靠心理的方法在认识上去寻求绝对的确定性的办法也已经被废弃"。❶ 如何来颠覆传统的哲学观念，这是哲学革命的主要任务，这个任务可以理解为，要把传统的旁观式的认知模式推进到主体作为一个积极参与者参与到实践中去的模式，应当把世界理解为相互关联、相互作用共生的世界，我们需要通过行动去认知其中的关系，而不是去把握先在的本质的或先验的世界。

形而上学的哲学传统对确定性的追寻，给人类生活提供了一个精神上的避难所，确定性提供了一个安全的解释模式，避免了动荡不安的精神生活，但"哥白尼式的革命"是不是又会导致人们精神生活的不安呢？杜威指出，在早期人类活动中就有了人类对行动模式的理解。当人类面临不安时，就形成了两种不同的对世界的解释方式，一种是与决定命运的力量和解的方式，另一种是利用方法控制的方式。第一种方式包括祈祷、献祭、礼仪和巫祀等，这是宗教和神灵的世界，正如杜威所说，"创造神灵的并不是对神灵的恐惧"，而是对动荡和不安宁的恐惧，是通过控制自我的感情和观念改变自我以获得安定的确定性。第二种方式是通过行动改变世界的方法。这是人类对神的力量藐视的方法，是具有危险性的。在第一种方式下，人们是以旁观被动的方式认识这个确定性世界，第二种方式是人参与到认识活动之中（但这种认识方式只能认识事物的外貌"现象"），以及通过对原因和结果等的分析，达到对外部条件的控制，这种行动控制方法，其结果并不意味着确定，但我们获得了确定性的方法。正如杜威所说，他的"哥白尼式的革命是寻求安全和变化的而不是寻求与固定物相联系的确定性，因而它就更加激起人们的依赖性"❷，"借心中确切地占有不变实在的办法来寻求确切性已经转变为借主动地控制变化着的事物进程的办法来寻求安全了"❸。其实这是另外一种追求安全的模式。

---

❶ 约翰·杜威. 确定性的寻求 [M]. 傅统先，译. 上海：上海人民出版社，2004：292.

❷ 约翰·杜威. 确定性的寻求 [M]. 傅统先，译. 上海：上海人民出版社，2004：310.

❸ 约翰·杜威. 确定性的寻求 [M]. 傅统先，译. 上海：上海人民出版社，2004：205.

人们需要行动来获得安全，那么如何行动呢？实践是由理论指导的吗？当这些问题提出之后，就是把"感觉还是理性占据理论的首席"❶这个问题推到了必须解决的地位。杜威认为，康德的关于知觉和观念的理论与经验主义有些相同的地方，他引用康德的名言"没有概念的知觉是盲目的，而没有知觉的概念是空洞的"❷，可以看出，康德一方面在使两者互不交界的同时，也采用了一种一劳永逸的在神秘的心灵深处经过一种隐蔽的手段联系起来的方法，使二者发生了关联，他的错误所在，杜威认为是没有解决材料与概念之间的区别，只是笼统地去划分二者，这种划分造成了感觉材料本身的孤立，如味、色等是孤立的。

杜威认为，经验主义对于知觉和观念之间关系的理解与康德还是不同的，康德直接把思想范畴赐予感觉材料，使二者之间不存在干扰，也不存在真伪问题。而实验主义认为：①经验材料是先在的，它不是由感觉产生的；②经验是人们对感觉材料的解释性观念。随之而来的具体操作就是，先审慎地鉴别所观察的事物和所谓的理论与观念，利用理论或观念指导进一步观察，进而以观察的结果来检验所运用的理论或观念。分析学派进一步指出，感觉材料本身就与解释的观念融合在一起，感觉材料是需要概念来诠释的，在感觉过程中就有理论概念的渗透，通过渗透理论的感觉素材再来指导如何进行观察。

杜威认为，如果认为知识与存在有必然联系，其结果不会使知识本身增加，知识的增加是在观念对分析材料所引起的新的观察得出的结果下得以推进的，在这一点上杜威是赞同分析学派的，但他认为不能简单地把理论与感觉素材理解为相互渗透的关系，重要的是在观察和概念之间的协作不会因为一次观察而结束，它们会没有止境地协作下去，尤其是在理智的价值判断上，会把操作的材料与操作的结果联系起来，它既不是单纯实践动作，也不是默默地接受行动的结果，而是把行动与结果联系起来并进行理智的评价。"只有有意地进行的并注意把它们和它们的结果联系起来的这些操作才使得观察的材料具有一种积极的理智上的

---

❶ 约翰·杜威. 确定性的寻求［M］. 傅统先，译. 上海：上海人民出版社，2004：170.
❷ 约翰·杜威. 确定性的寻求［M］. 傅统先，译. 上海：上海人民出版社，2004：170.

价值，而只有思想才能满足这个条件：观念对于这种联系的知觉。"❶ 杜威认为，至于实践是否由理论指导这个问题，不是居于主导地位的问题，关键在于要把观察结果与观察操作作为一个连续的过程，而不是孤立状态。

二、经验、自然与行动

杜威在《经验与自然》开篇写道："本书题名为'经验与自然'，就是想表明这里所提出的哲学或者可以称为经验的自然主义（empirical naturalism），或者可以称为自然主义的经验论（naturalistic empiricism）。"❷ 杜威的经验自然主义理论，是建立在自然主义和传统经验主义基础之上的，同时以达尔文的进化论和新黑格尔主义的整体观来解释经验，以实践（行动）的方法对经验主义进行改造，以沟通由于形而上学造成的经验与自然的分裂，进而推动经验主义哲学的发展。所以，杜威本人称自己的哲学是"经验的自然主义"。他主张经验与自然、心灵与物质的统一，将经验与自然看成是连续的，反对将他们对立起来的二元论。

对经验概念的理解是杜威反对形而上学的确定性传统的基石，是理解经验与自然沟通的重要途径。传统经验论把经验看成是心灵对内在的善的体验，这是杜威所反对的，所以杜威对其进行了详细阐述，认为传统经验论把感官对事物的感知看作是认识知识的途径，把感知的成果——经验当成是知识，这种知识观是形而上学式的先在的知识观，其结果就会造成经验与自然的分裂，形成了"二元论"式的对立。

传统经验论认为感官的感知是人认识知识的途径，也意识到了感官在获取知识的过程中存在一些问题。杜威认为，由于感官所受的限制，它能感知到的是事物外部的部分特征，是一些偶然的、片面的、相对的和变化的特征。以感觉相对性为例，"我们是在冷暖转折中，而不是绝对的冷中感受或感觉到冷；硬是在较少反抗的背景中感到的；颜色是在

❶ 约翰·杜威. 确定性的寻求［M］. 傅统先，译. 上海：上海人民出版社，2004：176.
❷ 约翰·杜威. 经验与自然［M］. 傅统先，译. 南京：江苏教育出版社，2005：1.

纯粹光亮和纯粹黑暗的对比中或同其他色调的对比中感到的。始终不变的格调或色彩不能被注意或感觉到。我们认为如此单调、冗长的感觉实际上也常常被其他因素的侵入所中断，并且代表着一系列往返的漂移"❶。这种割裂与自然联系的经验使我们迷茫，"经验不仅是从外面偶然附加在自然身上的不相干的东西，而且它是把自然界从我们眼前遮蔽起来的一个帐幕，除非人能通过某种途径来'超越'这个帐幕。因此，某种非自然的东西，某种超经验的东西，用理性或直觉的方式就被介绍进来了"❷。一方面是经验本身的缺陷，另一方面却认为它是完善知识的来源，这是近代经验论面临的一个尴尬境地。

杜威认为，如果把经验当成是自然的一部分，对经验给予自然主义的理解，就不会使经验处在尴尬的境地了。杜威以达尔文的自然进化方法来改造经验，把行为与经验结合起来，认为没有行为就不会有经验，经验是行为的经验，"动作和体验或经历的形式的紧密联系就是我们所称的经验。毫无联系的动作和毫无联系的体验都不是经验"❸。进化论指出，当有机体和环境相互作用时，有机体不只是被动地接受并适应环境，有机体也会自己做出选择，产生行为，既影响环境，也影响自己。经验是在与环境互动中产生的，感官的感知就是对环境变化的刺激的接受点。这样，感官就不是知识的途径，而是人们维持和发展生命的手段。"感官失去了其作为知识途径的地位，却获得了作为行动刺激的恰当地位。对于一个动物，眼睛和耳朵的作用不是获得关于世上无关紧要的事物的一条没用的信息，而是吸引和劝诱它按需要行动。它是行为的线索，是使生活适应环境的指导因素。"❹

三、对观念的重释——经验主义观念操作的方法与工具价值

杜威通过对观念的操作方式和工具性的重新解释，认为观念是通过经验操作即经验行动来界定的，价值也不再是先在的表现，而是由操作

---

❶ 约翰·杜威. 哲学的改造 [M]. 张颖，译. 西安：陕西人民出版社，2004：50.
❷ 约翰·杜威. 经验与自然 [M]. 傅统先，译. 南京：江苏教育出版社，2005：1.
❸ 约翰·杜威. 哲学的改造 [M]. 张颖，译. 西安：陕西人民出版社，2004：49.
❹ 约翰·杜威. 哲学的改造 [M]. 张颖，译. 西安：陕西人民出版社，2004：50.

本身来决定的。

杜威认为，传统经验主义和理性主义，在感觉、理性与观念之间的关系的理解上、对观念的判断方式上是形而上学的，他们把对感觉和理性的反省方式——观念的验证标准设定为先有的实在。在理性主义者那里，虽然认为感觉的性质是需要和观念的结合，然后才能发现事实或理论，但他们所理解的观念是深植于先在的本质世界之中的，不是依靠经验操作获得的。在经验主义者那里，感觉的性质则是孤立的、互不相联的。

杜威通过对观念的经验主义的操作性理解，把原本分离的感觉、理性和观念联合起来。"联系是通过操作进行的，而操作是界说观念的。操作和感觉性质一样都是属于经验范围以内的事情。"❶ 他认为他对观念的经验主义的操作性理解是哲学领域里极其伟大的事情，"我们已经第一次有可能来建立一个关于观念的经验主义，而这个经验主义在既免除了感觉主义又免除了先验的理性主义所强加在它身上的负担时，这不能算是夸大其词"❷。正如他自己所说，"我敢大胆地说，这种成就是思想史上三、四个突出的功绩之一"❸。

1. 观念与行动

关于如何认识观念本身的性质，是许多哲学派别需要认真对待的问题。理性主义认为，观念来源于超验的理性世界，是不受经验影响的、一劳永逸地完成的。经验主义则认为，观念来自经验的世界，是易逝的、反应微弱的和变化的。尽管这两个学派在认识观念的来源上有所不同，但他们都认为观念是需要反省的，反省是否有效就要看观念是否与先在的直接知识等同，只有与不经过任何推理的直接知识比较才能得到证明，这正是这两个学派把观念和独立的事物关联起来的原因。杜威认为这两个学派在对观念的认识上是形而上学，"除了皮耳士的实用主义

---

❶ 约翰·杜威. 确定性的寻求 [M]. 傅统先, 译. 上海：上海人民出版社, 2004：112.
❷ 约翰·杜威. 确定性的寻求 [M]. 傅统先, 译. 上海：上海人民出版社, 2004：112.
❸ 约翰·杜威. 确定性的寻求 [M]. 傅统先, 译. 上海：上海人民出版社, 2004：112－113.

哲学以外，从前所有各派的哲学无不认为观念的价值或有效性决定于事先存在的特性，并以此为形成概念的正当的途径"❶。于是，杜威从实验操作方法出发，对观念重新给予经验主义方式的理解，使观念避免了传统经验主义认为只有完全依靠事物的直接接触才能产生观念的看法，也避免了理性主义认为观念是对先在本质的再现的看法。

杜威所说的观念的操作是什么呢？杜威认为，应当以经验方式来界说概念，即"我们应该按照我们实际遇见它们时认识它们的方式来界说这些名词，而不应该按照我们为它们所预定的形而上学上的含意去界说它们"❷。概念不是先在预设的，"只能通过观察的操作，资料和推论的收集，而这些都要通过观念上的指导，这些观念的素材本身经过了以下操作的检验，即观念上的比较和组织"❸。

杜威以物理学上的概念为例来进行阐述。他指出，当确定一个长度概念时，就意味着要经过一些经验操作手段和方法来决定，这种经验手续包括采用什么事物、依据什么样的方式、在什么条件下来测定等。长度概念以及其他物理学的概念就是在这样的手续操作下确定下来的，概念就是由操作手续来决定，概念就意味着一定的行动，它是在经验行动中获得的，既不是在感觉上孤立的，也不是先在理性的体现。杜威认为：

"当测量长度的操作手续已经确定了的时候，长度的概念便也确定了；这就是说，长度的概念只包括这一套决定长度的操作手续。总之，所谓概念我们是指一套操作手续而言；概念和相应的一套操作手续是具有同一意义的。"❹

---

❶ 约翰·杜威. 确定性的寻求［M］. 傅统先，译. 上海：上海人民出版社，2004：145.

❷ 约翰·杜威. 确定性的寻求［M］. 傅统先，译. 上海：上海人民出版社，2004：109.

❸ John Dewey. Logic：The Theory of Inquiry［M］// Jo Ann Boydston，ed.. The Later works of John Dewey（1925 - 1953）. Carbondale and Edwardsville：Southern Illinois University Press，1988（12）：163.

❹ 约翰·杜威. 确定性的寻求［M］. 傅统先，译. 上海：上海人民出版社，2004：109.

杜威依据对观念的经验操作方法，使观念具有了经验的身份，观念成为了行动（操作），它不是外界强加给我们的感觉，而是由操作引起的，是由人的操作意向或观念指导的，观念也只有在这种操作后才会有意义。

"就'行动'一词字面上和存在上的意义而论，观念就是所实行的行动，就是去做一些事情，而不是去接受从外面强加在我们身上的感觉。感觉性质是重要的。但是只有当它们是有意地进行某种行动的后果时它们在理智上才是有意义的。"❶

对概念的这种经验操作方式的理解，使观念具有了经验的意义和内容，同时获得了判断观念的有效性和正确性的工具，也就是说，既然观念具有经验操作性质，就可以凭借操作后的经验后果来判断观念的有效性。把经验与效果在经验范围内建立了联系，"那就使得在整个思想史上都未曾有过的真正的实验经验主义成为可能的了"，这种界定方式打破了传统理论对观念的理解方式。

杜威认为他对观念的经验操作方式的理解，打破并推进了传统经验主义对观念的感觉理解方式。他从牛顿对观念的假定出发，反对概念是从具体的直接知觉的性质而得到推知的方法，认为"不应该把有时间性的性质和时间秩序混为一谈。性质就是性质，是直接的、即时的和不可界说的"❷。也就是说，杜威认为从直接的感知中是不能获得概念的性质的，牛顿却认为一切科学观念的来源以及对它们的证明都必须追溯到过去已有的感知上。但是在科学观念中，有些观念不论是在现实还是在过去都是在感觉中观察不到的，例如，物理体系基础中的最后粒子或原子，那么如何解决其中的矛盾呢？牛顿并没有宣称他能够从感觉上观察到作为它的体系基础的最后粒子或原子，但是他假定"它们的存在是具有感觉上的基础的，尤其是他坚持说，他的理论所赋予这些粒子的这一

---

❶ 约翰·杜威. 确定性的寻求 [M]. 傅统先，译. 上海：上海人民出版社，2004：111.
❷ 约翰·杜威. 经验与自然 [M]. 傅统先，译. 南京：江苏教育出版社，2005：72.

切特性都是从直接的感知中派生出来的而且也是可以在直接的感知中证明的"[1]。物理体系的基础的粒子是具有不可再分的性质，牛顿认为这个性质的得出，是因为感知具有可以对物体进行拆分的能力，并且物体特性不会因为感知的拆分而消失，那么，我们就可以假定具有同类性质的最后粒子的存在。在这个例证中，我们可以看出牛顿先是通过直接感知发现事物具体的性质，再把这个性质推定到物理世界最后的固定对象上去。这种假定所依据的就是推定，没有具体的实验根据，所以这样的假定是有问题的，把经验的感觉转化到推理演化中去了，毫无疑问会导致去寻求固定不变的确定性事物。

杜威认为，牛顿这种可以从现有的经验感觉推定普遍的假定，反映出一方面牛顿想保留经验实验上的证据，尽管像质量、坚硬等性质是不能直接经验的，是被思维推知的，但还是需要由直接的感觉性质提供理由来证明；另一方面反映了牛顿对不确定危险的恐惧，如果有人认为世界可以无限制地拆分下去，那么这个世界会处于动荡之中，我们就无法获得同一和固定的世界了，而是处于一个危险的世界中。牛顿的假定最终把自己引向形而上学，但其关于事物的可感性质的论述为观念的可操作性留下了空间。

2. 观念的关系性与观念的工具性和价值性

观念的获得首先是以直接经验的素材为依据，其次就是对经验材料本身的思想操作。直接的经验材料是零散的、令人困惑的和变化的，是不能满足人们需要的，于是人们寄希望于对材料的操作来满足需要。这样一来，什么因素决定了我们如何选择操作呢？杜威的回答是对操作过程中的关系的把握。他指出，科学实验的操作就是"它们都是揭示关系的"而不是先验的规则。

"决定这种操作的并不是什么先验的验证或规则。这些操作本身就是在实际探究过程中通过实验发展出来的。这些操作是从人类的自然动

---

❶ 约翰·杜威. 确定性的寻求［M］. 傅统先，译. 上海：上海人民出版社，2004：114. 着重号系笔者所加。

作中创造出来的，也是在做的进程中验证和改进的。"❶

　　杜威通过对大象的长度测量，来揭示这样的关系操作。给大象测量长度，采取的是对不同的大象进行比较、通过多次操作而界定的方式。这样的操作，一方面界定了概念，另一方面可以看到两个事物彼此之间的关系。这样看来科学研究的题材是对关系的分析，而不再是揭示先天的性质了。相应的实验操作就分为两方面：一方面是对对象的处理操作；另一方面就是把相互制约的事情联系起来的操作。

　　明确了操作的对象是事物之间的关系，就不必再去寻求本质的确定性，而是可以依据对关系的分析寻找控制方法的确定性，

　　"因此，确定性的寻求就变成了控制方法的寻求了，而所谓控制的方法就是参照变化的条件所产生的后果来调节这种变化的条件。"❷

　　操作的可靠性代替了先在的确定性，人们可以通过操作获得"安全"。控制方法的实施需要我们具体地采取一些行动，因为只去关注这样的关系并不代表已经可以控制，关系的测量仅仅表明我们已经得到了相互变化的关系，只是一个标记，就像晴雨表上的数字达到了将要下雨的标志，这只代表将要下雨但不能阻止下雨本身这样的事情。

　　对观念的关系性理解，也可以清晰地看到观念的另外的功能和性质，这就是观念的工具性和价值的操作性。在科学研究中，人们以数量的方法来表述对象，例如红和绿都可以用数量的方法表述，同样在商品交换中，规定某种商品的价值是多少元，最后达到交换的目的。以数量表达的方式，人们就可以自由地交换思想，观念就可以互换，由此，观念就具有了工具性的功能。观念的工具性表明，观念本身就是工具性的，只有通过不同领域、不同的人才可以互相沟通。工具是我们的手

　❶　约翰·杜威. 确定性的寻求［M］. 傅统先，译. 上海：上海人民出版社，2004：123.
　❷　约翰·杜威. 确定性的寻求［M］. 傅统先，译. 上海：上海人民出版社，2004：126－127.

段，是具有预测性的标示，它起到关联与沟通的作用。

"对象和事情在工作中并非作为对于需要的满足、实现而呈现出来的，而是作为达到其他事情的手段和具有预示性的标记而突出的。一个工具是一个特殊的事物，但是它不只是一个特殊的事物，因为其中还体现出来一种自然的联系、一种顺序的关联。"❶

与此同时，价值在这种工具性的操作中也发生了改变，事物可以在工具的作用下发生转化，说明事物是具有可变性的，不再具有完美无缺的性质了，价值不再具有先天的真、善、美，而是通过经验操作获得，这使得形而上学的价值观转化为对条件控制操作的价值观了。

四、实然与应然的沟通——价值评价理论

对人类生活问题的解决正是杜威所最关心的问题，他认为这是整个哲学的中心问题，"哲学的中心问题是：由自然科学所产生的关于事物本性的信仰和我们关于价值的信仰之间存在着什么关系（在这里所谓价值一词是指一切被认为在指导行为中具有正当权威的东西）"❷。在杜威看来，确定性的形而上学哲学传统所带来的问题不仅导致了在价值本体领域中的经验与自然的分裂，也造成了在价值评价领域中价值与评价、手段与目的分裂，这种分裂就是事实与价值的分裂，也就是休谟问题。自然主义的一项主要工作就是沟通事实与价值，"因此现当代自然主义历史，几乎就是不断设法沟通事实与价值的历史"❸。

休谟是这样提出他的问题的：

"在我所遇到的每一个道德学体系中，我一向注意到，作者在一个时期中是照平常的推理方式进行的，确定了上帝的存在，或是对人事作

---

❶ 约翰·杜威. 经验与自然 [M]. 傅统先，译. 南京：江苏教育出版社，2005：81.
❷ 约翰·杜威. 确定性的寻求 [M]. 傅统先，译. 上海：上海人民出版社，2004：258.
❸ 孙伟平. 事实与价值：休谟问题及其解决尝试 [M]. 北京：中国社会科学出版社，2000：38.

了一番议论；可是突然之间，我却大吃一惊地发现，我所遇到的不再是命题中通常的'是'与'不是'等连系词，而是没有一个命题不是由一个'应该'或一个'不应该'联系起来的。这个变化虽是不知不觉，却是有极其重大的关系的。因为这个应该或不应该既然表示一种新的关系或肯定，所以就必须加以论述和说明；同时对于这种似乎完全不可思议的事情，即这个新关系如何能由完全不同的另外一些关系推出来，也应当举出理由加以说明。"❶

关于"是"与"应该"的问题就是著名的"休谟法则"。这里的"是"作为目的因表现为应然的价值趋向。在传统伦理学的演绎体系中，说某物是什么，实际上所意指的是某物所应趋向的理想本质。休谟从怀疑主义出发，认为把事实与价值内在地联系起来是值得怀疑的，反对从事实推论价值或反对把价值还原为外在对象的属性。休谟认为，价值并不是事实所具有的属性，价值不具有对象性，所以我们不能依据理性来把握价值，理性是辨明事实真相的，它只为道德判断提供事实，"道德不是理证的科学"，也就是说我们不能从事实判断中推导出价值判断。与休谟持反对意见的功利主义、达尔文主义等自然主义者，则认为价值之中具有自然事物的属性，自然事物本身具有善恶的属性，即用自然属性去规定和说明价值，这种自然属性可以凭借经验观察到，可以从事实判断派生出道德判断。例如，持有进化论观点的斯宾赛认为，人类的罪恶感是从自然动物那里进化而来的，善恶是自然具有的属性，也就是事物凭借经验可以观察的属性。道德或价值属性都能借助事实来定义或者直接转译为事实的属性。

杜威虽然坚持自然主义的立场，但他认为，自然主义坚持以自然属性对价值进行解释的方式来沟通事实与价值的分裂，这种沟通方式是不对的。他反对在自然领域中运用道德法则，以自然属性去说明价值问题，把事实与价值沟通起来。相反，他认为应当在道德领域中运用自然法则来沟通事实与价值问题，从事实判断中推导出价值判断，而不是像

---

❶ 休谟. 人性论［M］. 北京：商务印书馆，1980：509.

自然主义者那样把事实的性质直接当成了价值的性质。杜威批判他们仍然是形而上学，"有些人曾经企图调整知识的结果和伦理宗教权威方面的要求而没有留心古典的传统。他们并没有把自然置于价值的领域之内，而把秩序颠倒过来了。他们认为物理的体系支持着和包括着所有一切具有支配行为的特性的对象"❶。于是，杜威通过对价值评价以经验方式的解释来沟通道德生活中的分裂，并且把科学的方法运用到评价体系中，以解决形而上学造成的分裂问题。

1. 对价值的理解

自然主义认为自然事物本身具有价值的属性，所以才能用自然的属性去解释价值问题，杜威则认为价值不是自然事物的固有属性，价值是对事物原因与结果关系的表达。对价值的理解应当从永恒不变的价值转化到对经验事物的条件的理解上来，杜威这样解释的目的在于要把道德从传统的确定性哲学的核心中演化出来，确保我们的精神信仰的价值观不遭受破坏。

杜威认为在价值领域中存在着形而上学的理解方式，把价值认定是事物固有的属性，他认为这只是心理反省的结果，不是靠经验获得的结果，必然导致一个事物同另外一个事物相分离，把它们完全隔绝起来，看不到任何事物之间的联系，而这恰恰与经验事实相反，"即使利益与客体相等同的观念只有在一个事物与另外一个事物完全隔离的观点下能保持——这个观点移除了可观察的事实以至于它的存在只能靠心理反省的推论来解释"❷。

在杜威那里，除了皮尔士的实用主义哲学没有这样的问题外，以往哲学都有这样的问题。如何从根本上来破除形而上学对价值的影响，杜威首先对价值概念进行了经验的改造。他认为：

"价值就是价值，它们是直接具有一定内在性质的东西。仅就它们本身作为价值来说，那是没有什么话可讲的，它们就是它们自己。凡是关

---

❶ 约翰·杜威. 确定性的寻求［M］. 傅统先，译. 上海：上海人民出版社，2004：61.

❷ John Dewey. Theory of Valuation［M］. Chicago：The University of Chicago，1939：19.

于它们可以说的话都是有关于它们的发生条件和它们所产生的后果的。"●

　　对这段话的理解，应当从两个方面来看：一是价值是事物所具有的直接内在性质；二是要从事物的条件和结果关系中去理解价值。在这两个方面中，第一个方面是第二个方面的体现，即从事物联系的原因和结果中把握事物的直接内在性质，所以对价值的理解可以归结为第二个方面，价值是事物原因和结果的关系的表达。

　　杜威为了避免对第一个方面产生错误理解，即把直接内在性质当成事物的"内在性质或本质"，做了进一步说明：

　　"对于我们的喜爱和享受所作的说明，乃是与一个价值存在的原因有关，而跟这个'价值性质'的内在性质或本质是没有关系的，这种'价值性质'只是存在或者不存在而已。作为手段的东西和作为满足状态的东西是具有不同的性质的，而在这些东西之中交响乐、歌剧和圣乐也是如此的。这种差别跟'价值—性质'（value‐quality）的直接性或内在性丝毫也没有关系，它乃是在某一种事情和性质跟另一件事情和性质之间的差别。"❷

　　"价值本身，乃至具有价值的事物，在其直接存在的状况之下是不能够为我们所反省的。它们只是存在或者不存在，被享受或不被享受。……价值本身是可以仅仅为我们所指出的，然而企图通过完备的指点给予价值一个定义的这种尝试是徒劳无益的。"❸

　　也就是说，杜威所说的直接的内在性质，并不是指形而上学方式所理解的事物具有的内在固有属性，而是指事物与事物相互联系时产生的直接性质，它只不过是事物联系的直接表现形式，它是人们理解价值的手段，这才是他所理解的真正的直接内在的价值含义。

---

❶ 约翰·杜威. 经验与自然［M］. 傅统先，译. 南京：江苏教育出版社，2005：251.
着重号系笔者所加。
❷ 约翰·杜威. 经验与自然［M］. 傅统先，译. 南京：江苏教育出版社，2005：252.
❸ 约翰·杜威. 经验与自然［M］. 傅统先，译. 南京：江苏教育出版社，2005：252.

既然价值的直接性质不同于事物的内在性质，它不存在于事物内部，那直接性质与内在性质的关系是怎样的呢？杜威首先指出，如果承认事物具有内在性质，那么这个内在属性则是在事物的直接性质下推导出来的，"适用'直接的'考虑，也适用于'本质的'和'固有的'。如果认为性质实际上属于事物，那么它是事物固有的，包括价值性质也是事物固有的，并且不论它是否属于一个事实……认为只有与其他事情不相关联才能被称作是固有的本质，这个观点本身就是荒唐的，相关联的性质并没有使它本来具有的固有特性丧失，因为这些特性是由事物'外在性'而产生的"❶。接着，杜威指出事物是不存在固有属性的，事物只有在联系中才产生价值的特性，固有的属性只不过是概念上的抽象罢了，"'自在的''内在的'这些短语在用法方面，是'本质'这个词的残余"❷，人们只需关注行为造成的联系，分析这样的经验行为。有人指出，杜威在《经验与自然》中对"价值"与"内在性质"有过这样的论述："价值是从自然主义观点被解释为事情在它们所完成的结果方面所具有的内在的性质"❸，在这里，对价值的理解就要求我们从结果方面去认识，而所谓的"内在性质"是在强调结果本身，不是在强调性质，杜威在这里引用"内在性质"的另一个原因，就是以自然主义的论调来解释价值，除此之外没有其他含义。

在对价值所具有的性质考察的基础上，杜威认为，以往价值理论特别注重对价值属性的研究，这是人们渴望一种不朽的价值的表现，但是现实的动荡与不安向我们表明，这样的渴望只能是虚幻。对价值的传统的理解也发生了改变，"'价值'在晚近思想中的含义，也暗示出经验曾迫使古典思想对自然终结的概念作了一些改变"❹。不应当只从是否是事物的属性方面来理解价值问题，更应当把它当作是一种批评、意见或方法，也就是应当把它当作是评价。"因为这种通常称为终结（目的）而

❶ John Dewey. Theory of Valuation [M]. Chicago：The University of Chicago，1939：27－28.

❷ John Dewey. The Field of "value" in Value：A Cooperative Inquiry. New York：Columbia University Press，1949：67.

❸ 约翰·杜威. 经验与自然 [M]. 傅统先，译. 南京：江苏教育出版社，2005：6.

❹ 约翰·杜威. 经验与自然 [M]. 傅统先，译. 南京：江苏教育出版社，2005：251.

现在称为价值的东西具有这样的意义，所以重要的不是讨论和关心一种价值论而应是一种批评论，一种根据好（goods）所由出现的条件和它们所产生的后果来在这些好之中进行鉴别的方法。"❶

杜威认为，人们在日常使用价值一词时，往往有三种词性用法，即名词、动词和形容词。这三种用法都属于把价值理解为是事物固有的属性，是对我们没有什么帮助的，他反对把价值看成是它们三个用法中的任何一个。对于名词方式的理解，在日常中用的较多，把价值看成是事物固有的属性，把好的看成是事物内在的品格，这样，形容词的词性也就融合到名词词性中。在名词词性中能够引申出动词词性，"在我们一般言词中用的名词意义的价值，就是某种特定行为的客观事物。例如，一些事物存在独立的价值，像钻石、矿藏和森林，当人们从事特定的客观活动时，这些客观事物是有价值的。有许多名词意义事件并不是强调其存在性而是强调它是客观的（当一些事情被称作为目标时）活动"❷。当把活动目标指向有价值的事物时，价值的动词词性就会出现。从这个动词词性也可以看出，它的前提是建立在认可事物具有固有属性上的，也是具有形而上学性质的。杜威明确指出，当价值被用作动词词性，又表现为"双重意义"，一个是"有价值意义的"含义，另一个是"评价"。这两个含义具有相互补充性，即评价得出"喜欢"，就会产生有积极意义的活动；而认为某事是"有意义"的，就会喜欢它。这样互为补充的动词性的价值，就是把某种价值属性赋予事物，所以杜威认为，对价值的动词性理解只能使我们更加困惑，只能证明它是承认先在固有价值的存在，"结论是，动词性用法给我们的帮助很少。当我们用它来作为讨论的方向时，就会使我们更加迷惑"❸。

如何解决价值的词性问题，杜威认为更应当把它理解为评价的含义，这个评价是既有动词词性又有名词词性或者含有中性，"至于我们目前讨论的术语相联的就是'评价'（valuation）一词，既有动词词性

❶ 约翰·杜威. 经验与自然［M］. 傅统先，译. 南京：江苏教育出版社，2005：251.

❷ John Dewey. Theory of Valuation［M］. Chicago：The University of Chicago，1939：4.

❸ John Dewey. Theory of Valuation［M］. Chicago：The University of Chicago，1939：6.

又有名词词性，或者在理论上含有中性，不去考虑这些问题，而是进一步讨论相关的珍视（prizing）、评估（appraising）、享受（enjoying）等"❶。评价应当是对价值的第一位的表述，而不应当再把事物本身是否好坏看成是第一位的了。事物的"好"不是看事物本身有"好"的意义，而是看它是否表达"令人满意"这样的评价方式。

2. 价值与评价的分离和沟通

在杜威看来，确定性的形而上学传统导致了价值与评价的分离，在这样的传统下，评价的方式是一种"静观"的评价，而杜威则主张评价是依据理智对行动条件分析基础上的选择活动，评价的标准就是行动的后果是否与预想的目的相一致，评价不是一种"旁观式"的静观。

"前者（即杜威的评价方式）所提出的是某种要去完成的东西，是通过行动去争取的东西，而在行动中就显然要有选择，选择就变成了真实的东西。后者（杜威所指的后者是指形而上学下的评价方式）忽视了追求较好效果与证明选择之真诚性的行动的这种需要，它把所需求的东西变成了实体的前提的和最后的特征，而且假定：为了把这个实体当作真实的存在而静观地去体验它，仅仅需要逻辑上的根据就够了。"❷

杜威认为，从古希腊哲学一直到近代哲学，关于价值的认识都有一个传统，就是把"价值"与"实在"、"终极"和"永恒"联系起来，其结果就是把"价值"的标准等同于一个先在的标准，凡是有价值的事物，就必须要符合这样的神秘的先在标准。当然，在杜威看来，那是人们寻求确定性、逃避不安的结果。这种价值与评价方式是杜威所批判的，杜威认为，这样的评价虽然从情感上来说是可以理解的，但把虚幻的东西变成现实的价值与评价问题，将现实生活排除在外，是一种偏激的选择。不论是在理性主义还是在经验主义那里，这种理解方式导致对价值和评价的理解都是分离状态的。

---

❶ John Dewey. Theory of Valuation［M］. Chicago：The University of Chicago，1939：6.
❷ 约翰·杜威. 经验与自然［M］. 傅统先，译. 南京：江苏教育出版社，2005：20－21.

首先，在理性主义那里，价值与评价的关系如同"实在"与"理想"一样被隔绝开来，"理想"所认为的好（也是依据评价得出的结果）是完全精神上的特性，而"实在"自身具有完美的"善"和"真"的属性。杜威认为在实在和理想之间不存在这样的隔绝，"我们说这些话并不是出于敌意的责难，而是想指出，关于存在和价值的关系这些笼统的想法是没有用处的。通过这些想法的反面含义，可以显示出这样一种主张，只有它能够发生有效的批评作用，影响具有解放、扩张和澄清作用的鉴别活动。这样一个理论就会指明，所谓理想和感性的意义同样都是存在物所产生的，只要它们继续存在的时候，它们总是为事情所支持的。它们是存在之可能性的指针，所以它们既是为我们所享受的，也是为我们所利用的，我们利用理想来激励行动，以取得和支持它们的原因条件"❶。理想与感性意义的实在都是由存在物产生的，是由存在物支持的，存在物通过理想来激励行动，使理想和实在产生联系，这样，存在物决定了价值关系的存在，我们可以通过行动导致的因果条件关系看到它们是联系在一起的。价值的立足点是事物与事物之间的联系，这样价值不再是关于存在物本身是否固有某种属性，而是在事物的联系中获得价值。

其次，在经验主义看来，价值是自然物本身具有的特性，而评价的作用是把自己感兴趣的经验对象挑出来就可以了。只有满足个人的欲望才能具有价值，价值属于个人主观上的事情，它的评价标准就是情绪上的享有。杜威赞同经验主义把价值与经验联系起来，认为把价值与满足欲望的具体经验联系起来是正确的，但他反对把价值变成完全主观上的事情，因为这样一来价值与评价就会变成偶然的事情。杜威认为价值是与有思维参与的评价相联系的，但是"经验主义派的理论仍然认为：思想和判断所涉及的价值乃是独立于思想和判断之外而为我们所经验到的。在这种理论看来，情绪上的满足占有感觉在传统的经验主义中所占有的地位。价值是由喜爱和享受所构成的；被人享受就等于说是具有价

❶ 约翰·杜威. 经验与自然 [M]. 傅统先，译. 南京：江苏教育出版社，2005：264.

值"❶。这种对价值和评价的理解方式，只会造成认为价值是偶然的享有，而"不是一个单独的对象或者事件，或者一系列单独的对象或事件，因为我们从来不是孤立地经验或判断对象或事件，而是在整体背景的联系中经验和作判断的"❷。

杜威认为价值的享有不是偶然的获得，"我们所反对的是：这个理论把价值降为事先享受的对象，而不顾及这些对象之所由生的方法；有些享受因为没有受到智慧操作的调节而是偶然的，而经验主义的理论把这种偶然的享受当作价值本身"❸。价值是经过对经验发生的事物的条件进行分析和评价的，通过对条件的分析可以获得价值的确定性方法。我们怎样在关系中获得价值，需要什么样的条件，怎样获得这些条件等，这样的理解方式包含了对关系的分析、对条件的分析问题，也就是评价问题。可见，价值本身涵盖着评价问题。对价值和评价关系的分裂理解在根本上是由形而上学传统造成的。

价值需要从评价中获得，这就必须明确评价是对事物因果联系的判断，更重要的是要明确为什么价值需要从联系中才能获得。为什么要用判断方法来对价值进行评价呢？在杜威看来，价值表达的是期望一种行动，而不是无关紧要的感情表达，在采取行动时需要对行动的条件进行考察，这样的考察就是评价活动。所以，价值是一种对获得结果的条件的评价活动。

杜威指出，我们日常生活中的"好"与"坏"，不是情感的表达，而是价值的表达，如当我们以悲伤语气说"你偷了钱"，这并不比用正常语气说"你偷了钱"表明更多的意义。这种价值表达其实只是对听话者起到刺激作用并让其产生行为。以婴儿啼哭为例，当婴儿第一次啼哭时，他（她）确实是表达一种感情，表明婴儿处于一种不舒服的状态，但是，当"价值可能被别人描述为肢体的状态的标志，并且被认为是一

❶ 约翰·杜威. 确定性的寻求 [M]. 傅统先，译. 上海：上海人民出版社，2004：260.

❷ John Dewey. Logic：The Theory of Inquiry [M] //Jo Ann Boydston, ed.. The Later Works of John Dewey（1925-1953）. Carbondale and Edwardsville：Southern Illino University Press，1986（12）：72.

❸ 约翰·杜威. 确定性的寻求 [M]. 傅统先，译. 上海：上海人民出版社，2004：260.

种征兆，它唤醒了在别人那里的某种反映形式。母亲把婴儿的啼哭当作是婴儿饥饿的标志或者是刺痛的标志，婴儿用哭这样的明显标记来改变肢体的状况以证明自己的存在"❶。由此可见，婴儿的啼哭在母亲那里被看成是婴儿想要获得安慰的一种标志，婴儿慢慢地会把啼哭变成是刺激母亲照看他（她）的一种表达方式，"这个啼哭（手势、姿势）目的是引起行动，并且其目的是享受他啼哭行动引起的结果"❷。婴儿的啼哭由感情的表达变成价值的表达，而且这种价值表达具有经验可观测性。

杜威进一步指出，价值不仅仅是与行为相联系的，而且它通过语言、手势、肢体等形式，具有建议的特性，建议行动者如何改变当时的令人不愉快的条件，这种行为变成了指向未来的活动，价值的行动表达方式就变成了对行动条件的评价方式。当我们说喜欢或不喜欢某事时，是根据是否能有效地获得取得该事物的条件来判断的，也就是说，只有当条件满足时，人们才会做出喜欢还是不喜欢的判断。而这些条件是可以从经验中来判断的，也就是说，所谓喜欢的动机是可以被观察到的，"因为'动机'是发生在公共的和可观察的世界，与其他发生的事情一样，具有可观察的条件和结果"❸。评价是对行动需要的条件的评价，条件是否存在、是否能够获得则是经验的事情，价值就是对可观察的条件的评价。

事物只有经过评价才能获得价值，这里的评价是对获得价值的手段的评价，即通过对事物的因果条件进行经验分析进而获得价值，它是一种经验的方式，也是一种理智经验的分析过程，"在一些价值论中把在因果或顺序关系中决定的地位跟价值本身混淆不清的这个普遍情况，也间接证明了这个事实，即每一次理智的欣赏是对这个具有直接价值的事物所做的批评、判断"❹。这个判断就是反省和思考。但在现实生活中，我们认为某事是有价值的，就相信某事是好的，根本不去问其理由，也就是不用理智去判断，这是怎么回事呢？杜威在这里进一步区分了评价

❶ John Dewey. Theory of Valuation［M］. Chicago：The University of Chicago, 1939：8.
❷ John Dewey. Theory of Valuation［M］. Chicago：The University of Chicago, 1939：8－9.
❸ John Dewey. Theory of Valuation［M］. Chicago：The University of Chicago, 1939：14.
❹ 约翰·杜威. 经验与自然［M］. 傅统先，译. 南京：江苏教育出版社, 2005：252.

对象，"凡我们相信的和拒不相信的对象都是价值对象，因为我们对于每一个对象总是有所默认、有所接受、有所采纳、有所占有的。这就等于说，在信仰或不信仰中得到了满足或发现了好"❶。杜威依据是否有理由相信某物是好的，把评价对象分为两类：第一类是信仰的对象，具有直接的特性，好就是好，不需要理由支持，它本身是不能被思考的，不具有被思考的特性，我们并不是因为它好才去信仰它，而是因为我们信仰它，所以它具有好的性质；第二类是要经过理智对因果联系进行评价的对象，这类对象具有被思考的性质，需要理智做出判断。这样，杜威就区分了信仰的价值对象和理智评价的对象。

杜威进一步指出，信仰对象把价值和评价的对象正好分为两个领域，"在一个领域内是没有价值的理智对象，而在另一个领域内则是没有理智的价值对象"，这两个领域完全隔绝开来，这样就出现了另外一个问题，是承认信仰的对象还是承认经过判断后的对象。杜威认为信仰具有的直接好的性质表现为偶然发生的特点，而经过判断后的对象具有稳定性的特点。所以，杜威选择了经过思维评价过的对象，认为我们应当抛弃具有偶然性的信仰的价值，"就是要在行动中体现出智慧的问题，而那种行动将把其原因和后果都是未知的偶然的自然的好，变成这样的好：它就思维而言，是正确的；它就行为而言，是正义的；它就欣赏而言，是高雅的"❷。信仰的价值被杜威排除在价值范围之外，价值只是经过经验评价过的价值，其他没有经验性质的所谓的好就不是价值，我们需要的是理智评价的对象。

3. 评价与行动

通过对价值与评价的经验方式的理解，评价问题变成了对行动条件的判断和评价。但行动又是在什么条件下产生的，这个问题是任何价值理论都不能回避的，是任何价值理论都要解决和回答的。杜威认为，行动并不是在人的本能冲动下产生的，而是经过思考和经验考察发生的，他反对自然主义把价值解释为本能冲动产生的结果。

---

❶ 约翰·杜威. 经验与自然 [M]. 傅统先，译. 南京：江苏教育出版社，2005：256.
❷ 约翰·杜威. 经验与自然 [M]. 傅统先，译. 南京：江苏教育出版社，2005：258.

杜威对行动产生原因的解释，吸取了实用主义的观点。笛卡尔认为人们之所以要采取行动是因为对普遍有效的知识的"怀疑"，皮尔士则认为之所以行动不是因为怀疑，而是因为我们有确定性的信念。当然，皮尔士和杜威一样都反对先验确定的知识，皮尔士的确定性的信念不是来自先验的知识，而是"实用知识"，只要在经验中被认为是可行的，这个"可行"就会转变成信念来支撑人们的行动。"例如医生对病势危殆的病人必须做出处置，但又不知其患何病，这时他就依据症状做出某种诊断，并把它当作是正确的诊断，据此进行治疗。"❶ 只要治疗有效就可以，只要自己认为这是有效的知识并具有这样的信念，就会采取行动。杜威也认为行动是信念支持的，但这个信念不同于皮尔士的信念，它是对理智判断的确信，理智是对有效经验的判断方式，只有经过它的判断，我们才能获得确定的信念，再依靠这个来支撑行动。

杜威对行动的解释与自然主义有些类似，认为人们的行动来自环境的刺激。但杜威反对以情感冲动来解释行动产生的原因。按照自然主义的解释，行为完全是欲望的冲动，能否满足欲望是价值评价的标准。产生这种错误认识的原因在于，由于感官经验的快乐与精神上的欲望和兴趣存在着一定的联系，这会误导人们认为感官经验享有的快乐就是对精神欲望的满足，感官经验的快乐就是有价值的，所以追求快乐是行动（行为）产生的原因，能否满足欲望的冲动也就变成判断价值的标准。

自然主义认为欲望、情感和意志等都是与环境刺激相适应的，是对环境本能冲动的反应，这些来自经验的欲望，是导致人们采取行动的原因。杜威赞同行为与环境的刺激有关，"基本冲动毫无疑问是希望和兴趣的存在条件"❷，但他认为价值不等于基本冲动下的希望和兴趣，他所指的欲望不是经验的纯粹感官欲望，而是在理智操作下的欲望，是经验可观察的欲望。当某个人想望某个东西时，他需要对获得它的各种条件是否能被满足进行判断，"当我们把一个对象称为是一种价值，那就是

---

❶ 刘放桐. 新编现代西方哲学［M］. 北京：人民出版社，2000：182.

❷ John Dewey. Theory of Valuation［M］. Chicago：The University of Chicago，1939：18.

55

说，它满足了或实现了一定的条件"❶。但是，自然主义把欲望解释成一种完全非理性的方式，"'价值源于直接的和无法说明的基本冲动的反应，源于我们本质的非理性部分'，实际上要表述的是基本冲动，是现实希望的偶然条件。当'基本冲动'仅仅被解释为经验可证实的时候（那是有机体生物的倾向），'非理性'因素只是价值偶然的条件，事实证明价值根植于现实"❷。这里所谓的"现实"就是能被经验观察的事实。

杜威认为欲望不是感官上的偶然满足，而是具有可观察性的欲望。杜威以入室盗窃为例，反对培里"价值就是兴趣"的理论。入室盗窃是窃贼的兴趣，这个兴趣建立在他对将要实施偷盗的条件判断的基础上，是建立在对条件的检验基础上的，"依靠被观察的现实条件的需求，依靠能够使计划的行动得到满意的结果的能力，或者满足这些被检测的需求"❸。这与经验主义的本能冲动是完全不同的。如果把价值的解释建立在生理冲动上，只能把人们引向误区。杜威还进一步区分了"愿望"和"希望"，他认为"愿望"是在缺少努力的情形下产生的，也是指缺少实现的条件，没有努力或采取冒险的行动把它变成现实，如小孩哭着要月亮就属于这样的愿望；"希望"是具备现实条件的内容，是经过对经验的判断和计划产生的。

4. 目的与手段的沟通——理智方法的引入

杜威从经验角度对行动产生的原因——欲望、兴趣等的目的性进行解释后，彻底与先验的目的论观点决裂了，把处在分裂状态下的价值与评价沟通起来，与此同时沟通了目的与手段的分裂。

杜威认为，分裂状态下的手段和目的分别是指：目的是指先在的、固有的、本质的、自明的目的；手段是指获取某事物的条件，评价是其基本内容。在价值领域，目的与手段是分裂的，以往经验主义和理性主义都有这样的倾向，"当我们把手段看作目的，我们就陷入道德唯物论

❶ 约翰·杜威. 确定性的寻求［M］. 傅统先，译. 上海：上海人民出版社，2004：262.
❷ John Dewey. Theory of Valuation［M］. Chicago：The University of Chicago，1939：18.
❸ John Dewey. Theory of Valuation［M］. Chicago：The University of Chicago，1939：18－19.

中。但如果我们只看目的不看手段，我们会堕入感伤主义"❶。

目的与手段的分裂表现在三个方面：①"目的"在本质上是"好"的、自明的真理，其固有价值值得追求；"手段"是对我们有用的，有帮助的，是明智的、有利的东西；②一般把为了满足需要、兴趣的经验式的手段，看成是短视的、没有长远眼光的，这样的行为会阻碍对本质的目的的获得；③把"固有的""本质的"当成是任何客观事物或事件具有的性质，导致不能从联系的角度来理解事物的属性。

这种分裂的认识方式认为，价值仅仅适用于先在的目的性，评价是对经验的欲望是否符合这个先在目的的判断，评价只适用于目的，不适用于对获取事物手段的判断，目的和手段同价值与评价一样存在着分裂，"这个反对意见，让我们考虑到目的与手段的关系问题。因为已经提到'价值'的双重意义，珍爱与评价的关系问题被明确。因为，根据反对意见，它反对评价适用于手段，而珍爱仅适用于事物的目的"❷。这里提到的"价值"的双重意义是指价值的动词词性所包含的两层含义，一是"有价值意义的"，二是指"评价"。杜威认为这两个含义都是对价值认识的形而上学表达方式，"有价值意义的"和"评价"就是把这种先在的价值再赋予事物，评价就是解决经验的欲望是否符合先验的目的。

杜威反对把目的看成是本质的、固有的，也反对经验主义把它看成是基本冲动，他通过对现实生活中的"现实需求"的分析，来阐明目的不是高级先验的，也不是盲目冲动，目的本身是受理智方法检验修改的，它与经验的理智评价相联系。

首先，杜威指出，目的是与现实的需求相关的，从现实需求来看，目的与手段是相联的。在实际生活中，往往可以看到目的本身在评价过程中被修改，"在我们估价（appraising）之前我们珍视（prizing），而估价是为了考虑某物在多大程度上是否值得珍视才出现的。他（指杜威）认为，直接的羡慕和珍视是被对象（如一个人、行动、自然景色、艺术

---

❶　约翰·杜威. 哲学的改造 [M]. 张颖，译. 西安：陕西人民出版社，2004：41.

❷　John Dewey. Theory of Valuation [M]. Chicago：The University of Chicago，1939：24 - 25.

作品等）所吸引，而忽视它的位置和后果，忽视它与其他事物的联系；而经过思想的估价则在与其他事物的关系中看一个东西，这种判断经常会改变原初的珍视或喜爱态度"❶。当我们把获得的经验结果与目的相比较时，不是看经验的结果是否符合目的，而是看经验结果是否具有有效性，如果有效，就认为是明智的、谨慎的；否则，被认为是愚蠢的、轻率的。标准衡量不是看是否符合先验目的，这对于形而上学来说是一种灾难，因为依据评价标准——是否具有有效性，就会发现在获取手段的过程中，实际上是在修改目的，目的不是一成不变的。例如，一个人为了实现某个愿望，经过调查，发现必须要付出很大的努力才能获得实现目的的条件，所以他会通过这个评价来修改他的需求。目的在评价中发生了改变，是因为"这个目的只是通过条件的相互作用来达到的。因此，客观的需要和兴趣的目的性是必需的，这个目的是在依据这些可操作的条件形成的准确地位来获得保证的"❷。

其次，杜威就目的是否会受到评价的影响，从三个方面进行了分析说明：第一，有理由的目的和没有理由的目的是不同的，没有理由的目的是偶然的，有理由的目的是经过对获得目的的条件进行判断修改后形成的，兴趣和需要也是目的；第二，一般所说的"从经验中学习"所形成的习惯和基本冲动，是没有对条件进行评价的目的，但目的实际上是会受行为结果影响的；第三，要区分什么是"需求"和"什么是值得需求"的事情，"需求"是具有基本冲动特性的，"值得需求"表明这样的目的是经过评价判断的结果。

那么，行动需要上述分析中的哪种目的来支持呢？杜威指出，我们需要的是有理由的、经过理智判断分析的目的。他反对把行动看作基本冲动的结果，认为行为是在"预见中的目的"指导下的，"预见中的目的"就是被评价修改后的目的的表现形式。一种行为的出现，从心理学角度来看是为了满足某种需要，这个需要不是在基本冲动下形成的，而是在评价修改过后形成的。这样，评价在目的与手段之间起到了中介

---

❶ 江畅. 现代西方价值理论研究 ［M］. 西安：陕西师范大学出版社，1992：248－249.
❷ John Dewey. Theory of Valuation ［M］. Chicago：The University of Chicago，1939：29.

作用。

　　杜威通过对评价和预见中的目的的解释来阐明评价在手段与目的之间的作用。在杜威看来，评价具有分析手段的功能，这个功能使它能够形成预见性的目的。评价的作用是促进预见中的目的的形成，评价是对条件的评价，就是判断获取事物的条件是否能有效地被满足，并提供真正的需求或缺失的条件，进而确定真正的需要。评价是一项智力性的活动，"如果是实际行动，无论何时都会出现一个智力性因素即评价，它促使了预见中的目的和计划的形成，它将提供实现的真正需求或缺失，并解决现实的冲突"❶。在这里，杜威又提出了一个重要的概念，就是"预见中的目的（end-in-view）"❷，预见中的目的是建立在对条件的理智判断基础上的，是被修改过的目的性需要，"预见中的目的的例子是存在的并且是被评价的对象，或者是与欲望和兴趣相关存在的，包括行为动机和对欲望和兴趣过程的可预见结果的期望组成，现在经常重复，许多事情作为目的或成绩是可以预见的，这个预见仅凭可以变成现实的条件就可以做到"❸。欲望、兴趣以及行动的产生是建立在对结果预见和对结果的判断之上的，而不是建立在基本冲动的基础上，预见中的目的不同于基本冲动。

　　评价之所以能起到沟通手段和目的的作用，之所以能形成预见中的目的，是因为评价是"理智"的，它具有对事物的条件进行判断的功能。"我们平常有两种效果：一种是实际的效果，另一种是预期的效果……所以要看实际的效果究竟与预期的效果符合不符合。如果实施以后，有与学说不合的地方，因而必须重新修改，这也是常有的事体。这样去做，就是实验的方法。有了思想，必须实验，不可拿在头脑子里面当为足够，必定要实验出来，看它与事实究竟对不对。"❹ 在这里，实

---

❶ John Dewey. Theory of Valuation［M］. Chicago：The University of Chicago, 1939：34.

❷ 这个词在《经验与自然》中，傅统先先生翻译成"在预见中的终结"，其实结合《评价理论》与《经验与自然》的上下文，这个词可以理解为可观察的目标，在这里我把它理解为"预见中的目的"。

❸ John Dewey. Theory of Valuation［M］. Chicago：The University of Chicago, 1939：35.

❹ 袁刚，等. 民治主义与现代社会——杜威在华讲演集［M］. 北京：北京大学出版社，2004：338.

验的方法就是理智的一种方法。杜威在多处提到了理智这个词，理智的含义主要是指实验、观察和推理。

"如果理智（intelligence）是作为过去一个重要学派的所谓'理性'（reason）或'纯智力'（pure intellect）的同义词使用，这种批评是十分有道理的。但是该词所命名的事物完全不同于被视为掌握终极真理的最高器官或'官能'。它是对观察、实验、反思推理的伟大并不断发展的方法的一个简称。"❶

理智为道德评价提供了工具。

"要进行的改造不是把'理智'作为现成的东西应用，而是将这种方法（观察的方法、假说的理论、实验的检验）在对人类和道德问题的研究中继续下去。"❷

理智可以对人类的行为起到指导作用，这一点也可以从杜威对理智的理解中看出来，"我们可以把这些在指导下的操作称为智慧……我们要记住：智慧指对我们实际用以改变环境的操作而言（其中也包括运用直接的和符号化的观念所进行的一切指导）"❸，"智慧是和判断联系的，那就是说，智慧是关于我们选择和安排达到后果的手段，和关于我们对目的的选择"❹。理智具有对获取事物条件判断的功能，这样就不需要理智以外的非理性的东西介入评价领域，可以说，杜威在评价领域中找到了一种确定性的工具（或方法），就是理智的方法。理智的方法可以确定行动的真正目的，理智起到了评价的作用，也使评价具有了沟通手段

---

❶ 约翰·杜威. 哲学的改造［M］. 张颖，译. 西安：陕西人民出版社，2004：3.

❷ 约翰·杜威. 哲学的改造［M］. 张颖，译. 西安：陕西人民出版社，2004：3. 着重号系笔者所加。

❸ 约翰·杜威. 确定性的寻求［M］. 傅统先，译. 上海：上海人民出版社，2004：200.（书中将 intelligence 翻译为"智慧"。）

❹ 约翰·杜威. 确定性的寻求［M］. 傅统先，译. 上海：上海人民出版社，2004：214.

与目的的功能。

5. 评价命题与经验命题

理智在评价中起到了工具性的作用，它以实验、观察和推理的方法对道德进行评价。但有个问题急需回答，就是道德领域是否可以运用经验判断（实验、观察和推理）的方法呢？如果承认在道德领域可以运用经验判断的方法，就要证明道德评价是经验命题。

在道德领域是否存在经验性的命题呢？杜威认为只有先解决这个问题，才能够真正地沟通目的与手段、价值与评价之间的隔离。杜威指出，作为一个命题来说，它应当具有可观察性，但道德领域的评价命题还应当具有连续发展性和科学方法应用的可能性。

第一，评价命题具有经验可观察性，杜威反对把评价看成是个人情感的陈述。"在事实中评价是存在的，并且能够被经验观察以至于关于它们的命题是经验可证明的。"❶ 评价命题是关于事实（matters-of-fact）的命题，"评价是在经验上可观察的行为模式，可以把它当作这样一种行为模式而进行探究。这种探究所产生的是关于评价的命题，而不是价值命题。这类命题与事实命题没有任何区别"❷。对于认为人类道德领域的评价是不能被观察到的，认为它完全是个人情感欲望的问题，杜威认为这样的观点是错误的，"价值判断是关于经验对象的条件与结果的判断；就是对于我们的想望、情感和享受的形成应该起着调节作用的判断"❸。评价命题会依据对事物的原因与结果的判断来找到事物之间的联系，情感欲望就是依据对这样的条件判断建立起来的。

第二，评价命题具有未来指向性。杜威认为以往的知识只是起到认识过去经验的作用，不能构成评价命题。"当我们说'某些东西为人们所享受时'，这是在陈述一件事实，陈述某种已经存在着的东西；这不是在判断那件事实的价值。这样一个命题和陈述某种东西是甜的或酸的、是红的或黑的这样一个命题是没有什么差别的。它是对的或是不对

---

❶ John Dewey. Theory of Valuation ［M］. Chicago：The University of Chicago, 1939：58.

❷ John Dewey. Theory of Valuation ［M］. Chicago：The University of Chicago, 1939：53.

❸ 约翰·杜威. 确定性的寻求 ［M］. 傅统先，译. 上海：上海人民出版社, 2004：268.

的，事情就到此为止了。"❶ 只有对过去的经验进行分析和整理并把它们作为行动向导时，以及通过对以往经验的分析来修改欲望和目标，从而相应地指导未来行动，才形成了有效的评价命题，"对于呈现出来的欲望和对将来结果的设想这些形成有效的命题的能力，相应地是依据由分析这些欲望和设想构成要素的能力来完成的"❷。评价的这种功能，可以释放人们潜在的欲望和兴趣，使人们的行为不再受风俗习惯的束缚。"重视后果的学说引导我们考虑未来，而考虑未来使我们获得了一种宇宙观念——这个宇宙是尚未完成进化的，用詹姆士的话说，它仍然'处于创造中'，处于'变化过程中'，在某种程度上它仍是可塑的。"❸

第三，是什么使现有的知识产生新欲望和新评价呢？在杜威看来，自然科学的发展已经给予我们这样的方法了，这个方法就是假设。他说，我们把知识与欲望分离，看不到两者之间的联系，其实自然科学提供了把两者联系起来的方法——假设，"假设这一法则能够使他们彼此相联以至结果命题将作为形成将来的欲望和目标，即新的评价的控制方法产生作用"❹。对于自然科学对评价理论的影响，杜威曾就科学本身做过系统的阐述。就现代科学本身来说，不再去追求亚里士多德所提倡的"目的因"了，科学对象变成了寻找条件与结果的关系问题了。

"科学的目的在于发现它们发生的条件和后果。而且只有当我们改变这些现有的性质，把关系显露出来时，我们才能发现事情发生的条件和后果。我们以后就会知道，这些关系便构成了科学本身所特有的对象。"❺

科学通过实验等方法，通过对关系的分析变成了控制事物的工具。

---

❶ 约翰·杜威. 确定性的寻求 [M]. 傅统先, 译. 上海：上海人民出版社, 2004：262.

❷ John Dewey. Theory of Valuation [M]. Chicago：The University of Chicago, 1939：59. 着重号系笔者所加。

❸ John Dewey. The Development of American Pragmatism [M] //The Later works of John Dewey (1925–1953). Carbondale and Edwardsville：Southern Illinois University Press, 1989 (2)：14.

❹ John Dewey. Theory of Valuation [M]. Chicago：The University of Chicago, 1939：61.

❺ 约翰·杜威. 确定性的寻求 [M]. 傅统先, 译. 上海：上海人民出版社, 2004：102.

至于是否可以用科学来调节道德领域的观念，杜威认为可以把科学程序引入道德领域中，把科学作为理智的一种方法，它可以对人的预见性的目的的形成和选择发挥作用。"评价是经验性的命题，它是关于作为评价的可能性源泉的欲望和兴趣的命题，在一定程度上，科学的自然归纳方法形成了关于作为目的相关行为的命题。结果一般的命题提供了评价的目标、目的、计划的原则，这些目标、计划指导人们智力性行为。"❶就自然科学的经验方法来说，它为评价理论提供了真正的方法，使我们对欲望的条件分析成为可能。杜威给予科学方法以很高的责任，"如果没有充分的物理条件知识和没有认识到彼此间联系和根据的命题，在它们的评价中，这种对欲望和目标的选择性结果的预见是不可能的……心理学与天文学、物理学和化学一样，首次作为真正的经验科学出现，然而没有这样的科学系统，理论性控制的价值评价是不可能的"❷。科学方法可以为研究社会问题提供理由的支撑，它可以使人类获得真正的需求，"科学是有效评价的最重要的方法"❸。

五、杜威价值哲学的理论特征

杜威的价值理论注重与社会生活的联系，注重社会实践和面向未来，注重利用自然科学和社会科学的最新成果，把价值问题放在广阔的社会文化背景中进行考察。这一切使得他的价值理论具有自己的显著理论特色，集中表现为杜威在坚持经验自然主义立场的同时特别强调反对形而上学，经验与理性并重，尤其强调理智对于善恶观念和价值判断形成的意义，力图融合科学主义和人本主义。

1. 反对形而上学

杜威认为以往形而上学的传统使得价值理论去追求最后的、唯一的、至上的和本质的价值，这一特点在经验主义和理性主义那里都有体现。这样的传统，导致人们形成了对确定的、可靠的和永恒的价值的想

---

❶ John Dewey. Theory of Valuation [M]. Chicago：The University of Chicago, 1939：57.

❷ John Dewey. Theory of Valuation [M]. Chicago：The University of Chicago, 1939：62.

❸ John Dewey. Theory of Valuation [M]. Chicago：The University of Chicago, 1939：66.

望。实际上，我们现实的生活却表现出偶然的、动荡的和不确定的特征。人们确定性的信念、理想与现实的差别是由什么造成的呢？杜威指出，确定性的信念本身不过是人们避免恐惧的一种做法罢了，它们是人们的精神避难所，完全是人为的。现实生活由于其多变性、不稳定性被人们贬低成为低劣的物质、世俗和经济上的东西，而那些理想的、内在的和固有的被称为至上的和高贵的。只要存在那种固有的、本质的、确定性的信念，就必然造成经验与自然的分裂、感觉和观念的分裂，在价值领域中则是造成事实与评价、手段和目的的分裂。在形而上学的传统中，哲学的发展面临着困境，这使得理论与实践相分离，"理论的工作与实用的工作如果分开，那哲学与逻辑，立刻就会遇到困难"❶。

确定性信念在经验主义那里表现为，把感官经验的快乐当作内在的善、幸福。他们认为价值是在感官上为人所喜爱、为人所享受，这种认识的问题在于把最终的价值当成主观上的问题。进化论伦理学虽然解释了感觉经验与自然进化之间的关系，但是仍然没有摆脱价值的主观性问题。杜威从经验主义和自然主义的角度出发，赞同把主体的感觉欲望与经验联系起来，"在当前经验主义价值论中，我们所反对的并不是它把价值与想望、享受联系起来了，而是它没有把完全不同种类的享受区别开来"❷。如果完全把经验的享受看成是价值，就会造成把偶然发生的当成价值了，因为经验是未经过思考的、粗糙的，也就不具有内在善的特征了。在理性主义那里，真正的价值存在于"实在"那里，"实在"具有本质的善，他们把"固有的价值"附加于所观察到的和暂时性的现象之上。在现实经验中，价值要"符合"本质"实在"的善的标准。

杜威通过对经验和价值的重新解释，来打破这种确定性的形而上学造成的分裂。他从进化论的角度来解释这一问题，认为经验与自然本身是相连的，"我们发现我们在经验上熟悉的每一个'心灵'总是和某一个有机体联系着的。每一个这样的有机体总是在一个自然的环境中存在着，而它和这个环境总是保持着某种相适应的联系的。例如，植物之对

❶ 拉特纳. 杜威学说概论 [M]. 吴克刚，译. 台北：世界书局，1953（民国42年）：126.
❷ 约翰·杜威. 确定性的寻求 [M]. 傅统先，译. 上海：上海人民出版社，2004：262.

于空气、水分和太阳，以及动物之对于这些东西和植物。没有这些联系，动物就会死去；没有它们，最'纯粹的'心灵也不会继续下去"❶。对于经验来说，它不是对"实在"的反映，从经验主义来看它是感官的感知，同时具有主观性和未来的预见性，经验与自然本身连为一体，经验不是对先验知识的把握。价值也不是先在的价值，价值是建立在对事物因果关系的判断之上的价值。价值与评价紧密相联，价值是从评价中获得，评价是对事物条件的评价，这种对评价的理解方式也把手段和目的的分裂沟通起来。

2. 注重社会生活实践和面向未来

杜威哲学涉及的领域较多，如道德问题、教育问题、政治及社会问题等，这些领域都与现实生活紧密相连。杜威认为，哲学的任务不是去追求永恒、必然的形而上学，"他所研究的世界，从头到尾，自始至终，便是我们这个日常生活，大家共同的世界。把日常生活的一般现象，作为哲学研究的起点"❷，从关注人性到关注人的行为，所有这些使杜威意识到只能从个人的经验出发来打破传统的束缚。杜威把日常生活放入哲学研究对象之中，认为日常生活是经验的而不是飘忽不定的偶然事件，所以在经验领域中用的实验和理智的方法，在日常生活中也可以应用。"杜威的经验哲学，不是一种传统意义上的形而上学理论，而是一种立足于人、以人为本的价值理论。无论是对于自然、社会，还是认识和真理，他都企图确定他们对于人的生活的意义和价值。"❸

杜威认为形而上学传统使得人们不去关心现实的生活，在"实在"的世界里，理性可以把握全部、根本和普遍的问题，人们可以通过理念的阐释与理念之间的联系理解这个世界。例如，柏拉图认为，理念和事物之间不存在依赖关系，相反，理念是在理念关系中存在的，虽然康德的"哥白尼式革命"把哲学的重心转向了主体的研究，但康德哲学中的"先验自我"代表了逻辑上推演的自我，把"我"当成了对表象的综合

---

❶ 约翰·杜威. 经验与自然 [M]. 傅统先，译. 南京：江苏教育出版社，2005：177－178.

❷ 拉特纳. 杜威学说概论 [M]. 吴克刚，译. 台北：世界书局，1953（民国42年）：1.

❸ 王守昌，苏玉昆. 现代美国哲学 [M]. 北京：人民出版社，1990：85.

统一，这样的概念是不能还原到经验实在的。尽管杜威对康德的"哥白尼式革命"存有非议，但康德哲学是有其积极意义的，那就是对人的主体性的关注，对人的感性的关注，把感性引入哲学的核心之中。与此同时，在自然主义者那里，他们关注感性世界，关注人们的生活，但他们对感性的理解又使他们脱离现实生活而导向了心理主义，这也是摩尔为什么反对"自然主义"的原因。摩尔认为自然主义把感性完全理解为欲望的冲动、本能的发展，从进化论角度来说明感性问题。所以，杜威认为，在经验主义和自然主义那里，虽然看到了生活的经验性，但他们对经验的解释转向了心理学，或转向了对内心善的体验，仍然没有摆脱形而上学的巢臼。

杜威认为，对于哲学来说，不应把哲学立足于理性之中而把生活实践排除在外，尽管我们的生活有令我们讨厌的多变性，但是可以通过实践来认识这个变化多端的生活世界。杜威指出，概念不是事物本身具有的属性，而是人们在与事物交互作用中产生的，即在实践中产生，我们通过抽象得出的概念并不是对"实在"的把握。之所以有这样的概念出现，完全是为了指导现实的行动。这些概念是人们实践的概念，人们的欲望在对经验条件判断下形成了具有可预见性的目的，通过这样的认识会指导我们的行动。

从杜威对经验和价值问题的解释中可以看出，杜威的价值哲学具有面向未来的特性。杜威认为的经验不是对"实在"知识的感知，而是在主体行动中产生的，这个行动是对行为后果预见（预见中的目的）思考后的行动，通过反省和理智的参与来考察当前的条件与未来的结果，这才是杜威理解的经验，经验是指导未来行动的。实践具有面向未来的性质。

"如果每一个人不放弃旧世界，他就不会发现一个新的世界。如果一个人对于将来要产生的新世界是个什么样子要求事先得到保证，或者关于这个新世界再出现后将对他发生什么影响，使从事发现的工作受到

约束，他就不会发现一个新的世界。"❶

　　同时，在杜威的评价理论中可以看出，他所指的评价不是对以往知识的评价，从他对价值的形成和价值判断的标准来看，都不是依据判断以前发生的事实，而是依据判断发生以后所产生的后果，这种评价方式给我们提供了一个评价的方法。因为，如果认为评价是对以往知识的评价，其结果就把知识看成是永恒不变的，我们只不过是把它拿来，看它是否符合标准。这样的生活可以使我们安逸，这是个"旧世界"。我们要去面对新世界，因为生活实践不断向我们展示其变化，现实的生活就预示着一个新世界。面对动荡不安的生活，杜威告诉我们就是"行动"，这个"行动"不是建立在本能的冲动之上，而是建立在对未来预测的行动之上。

　　3. 经验与理性并重——试图融合科学主义和人文主义

　　杜威的经验自然主义哲学吸收了经验主义和理性主义各自合理的部分，表现出了融合人文主义和科学主义的特点。沟通人文领域与非人文领域是杜威价值哲学追求的一个目标，他说，"当前大百科全书关心的主要实际问题（在这里也可以说是中心问题）是，在人文主义和非人文主义的主题之间的巨大鸿沟。裂口将会消失，鸿沟将会被添满，并且科学被证明在事实中起到统一整合的作用"❷。杜威通过对经验和价值等概念的重释，将自然法则运用到人文领域，以理智的方法沟通人文主义和科学主义的鸿沟，"力图集两大思潮之所'长'，避其所'短'，使它们融为一体，提供一幅既不损害唯心主义的基础，又能利用科学，更能较理想地为发展资本主义服务的思想图景"❸。

　　杜威以理智的方法，使先在的观念与经验的生活联系起来。理智方法的运用就是要把在科学范围内的理性方法贯彻到经验生活中。"这种理智探究方式是实验性和实践性的，它是一个分析与综合相联结的过程，也是起源于经验论的工具。"❹ 理智方法在哲学中的运用，体现着杜

❶ 约翰·杜威. 经验与自然 [M]. 傅统先，译. 南京：江苏教育出版社，2005：157.
❷ John Dewey. Theory of Valuation [M]. Chicago：The University of Chicago，1939：66.
❸ 李德顺. 价值论 [M]. 北京：中国人民大学出版社，1987：413.
❹ 杜祖贻. 杜威论教育与民主主义 [M]. 北京：人民教育出版社，2003：33.

67

威力图走向一条既不同于经验主义又不同于理性主义的道路，在这条道路上，杜威试图将经验主义和理性主义两者融合为一体。从经验的角度来看，杜威从自然进化论那里继承了感觉经验进化的观点，以有机体与环境互动的方式解释人类道德领域的经验来源；从理性主义那里继承了逻辑推理等理智的方法。

在解决具体的经验与自然的分裂以及价值与评价的分裂时，杜威以对经验和价值的重新解释来沟通这样的分裂。从传统哲学来看，经验正像杜威所讲，是关于过去知识的积累，像木匠、建筑工人、画家等这些人的经验，实际上就是在生活中归纳出来的关于一般工作的法则。但是，在现实生活中所积累的和把握的是实用的经验，实用经验与理论中所讲的经验略有不同。但这两种经验都是经验主义认知方式的结果，把经验看成是由感官传入内心，由于把经验视同感觉的内容，因此在本质上把经验限定在过去或已发生的事物上。杜威认为经验具有同感觉相联系的特征，感觉是经过主观筛选的，这个筛选就是理智方法的介入。这样，经验同时具有与以往经验论中所提及的与过去相联系的特征，在杜威的经验概念中表现为经验的连续性；同时，经验具有预见性，这是与经验论不同的地方，而这是从理性主义那里继承的。

关于价值问题，从杜威的解释中也可以看出是经验主义和理性主义的结合。首先，杜威排除了对价值的先验的理解方式，使价值回归到现实生活中。价值建立在对条件的判断基础上，而这个判断是为了满足欲望时做出的。这是价值建立的经验基础，价值不具有高高在上的、不可触及的性质。其次，杜威通过对欲望本身的解读，发现欲望既具有经验自然的属性，又发现日常生活的欲望与自然的本能不同，它是经过理智参与进来的，是对能否获取价值的条件进行判断的结果，它是预见中的目的。这样一来，价值具有了理性的特征。杜威所处的时代哲学面临着危机，经验主义和理性主义都在为自身的发展寻求出路。杜威从经验主义出发，又从理性主义那里汲取合理成分，这使得他的哲学具有了经验和理性并重的特征。

第二章 杜威价值哲学的
辩证唯物主义审视

杜威价值哲学作为美国社会的意识形态，具有一定的阶级局限性。因此，它与马克思主义价值理论在理论基础、对价值本质的理解、价值评价对象的本体论前提、价值评价标准、价值实现的根据与价值实现的方式等方面都有着明显的区别。但必须承认，杜威价值理论在以理智的方法反对习俗权威、倡导行动、注重理论的实效性、强调国家和社会是个人交流的联合体、重视教育等方面有着积极意义，并且对后现代主义哲学的发展产生了实际的影响。

马克思主义价值哲学是同整个马克思主义思想体系一道形成和发展的，是包含在马克思主义理论和实践全部内容中的一个实际方面。马克思主义哲学的科学实践观和唯物主义历史观、马克思主义政治经济学的剩余价值学说、关于无产阶级革命的共产主义学说，都是马克思主义价值哲学中最重要的内容和结论。

杜威价值哲学是美国当时的经济、文化、科学和哲学理论发展的反映。随着美国由自由竞争向垄断资本主义过渡，国家与个人之间的矛盾表现日益突出，杜威的价值哲学在一定程度上力争通过对以形而上学为基础的旧个人主义的批判缓和国家与个人的冲突，体现着资产阶级的利益，从而为资产阶级的政治统治服务。正如马克思曾尖锐地描绘的那样，资产阶级在取得了统治地位以后，它的革命性和进步性就转向了保守性和反动性，资本家所切实关注的就是保证自己的利益，"现在问题不再是这个或那个原理是否正确，而是它对资本有利还是有害，方便还是不方便，违背警章还是不违背警章"❶。因此，实用主义价值哲学最典型地体现了这种实质，给资产阶级提供了一个世界观和方法论武器。可见，杜威价值哲学作为美国社会的意识形态，具有一定的阶级局限性。但作为人类理论思维的成果，又是超越国界限制，具有其价值和合理性。所以，我们必须以马克思主义价值理论为指导，对其理论进行科学分析与评价，指出其与马克思主义价值理论的相同点和不同点，并且在此基础上，对其理论的积极意义和局限性做出科学的、实事求是的评价。

第一节　马克思主义理论的哲学价值观意蕴

在马克思、恩格斯、列宁等马克思主义经典作家们的理论体系中，包含着丰富的解决价值问题的原则思想，如商品的价值和使用价值的理论；劳动和劳动对象是一切财富源泉的思想；需要和动机、利益和目的的关系的思想；理论与实践相互关系的学说；《共产党宣言》中两个必然理论与关于人的全面发展和人的解放的学说；关于共产主义价值目标的思想；世界的人化和人的对象化的思想；革命功利主义的思想；等等，在这些大量论述中都直接或间接涉及价值理论。所以，我们还应当注意从马克思主义经典作家的其他论述中提炼出辩证唯物主义的价值论观点。

一、马克思主义经典作家与价值哲学

在马列主义经典作家的著作中，关于价值的直接论述很少，他们没有给人们留下关于价值哲学理论的专著，没有给我们建立一个现成的哲学价值论的体系。但是价值问题始终是他们关注的一个重要问题，他们曾提出过许多科学和精辟的论述，这些理论观点是我们建立马克思主义价值哲学，研究、分析和批判西方价值理论的理论基础。本文把这些论述从价值本体论和价值认识论两个角度概括整理为以下五个方面。

---

❶　马克思，恩格斯. 马克思恩格斯全集：第23卷［M］. 北京：人民出版社，1972：17.

第一，实践的观点是马克思主义哲学的首要的和基本的观点，也是马克思主义价值哲学思想的理论基础。

马克思认为，"劳动过程……是制造使用价值的有目的的活动，是为了人类的需要而占有自然物"❶，也就是说，实践是以满足人类需要为目的活动。列宁说："世界不会满足人，人决心以自己的行动来改变世界。"❷ 人对自然界首先是"实践的即以活动为基础的关系"❸，实践是人的存在方式，人的全部实践活动都是为了满足人的现实生活的生存、享受和发展的需要，因此实践活动具有鲜明的目的性。人类正是在实践中获得生存资料和发展资料的，正是在实践中实现生存和发展的。人们从事实践活动的根本目的是满足人的物质、精神的需要，因为"人们为了能够'创造历史'，必须能够生活。但是为了生活，首先就需要吃喝住穿以及其他一些东西。因此，第一个历史活动就是生产满足这些需要的资料，即生产物质生活本身"❹。而生产劳动在满足人们需要的同时，又使人产生了新的需要，"已经得到满足的第一个需要本身、满足需要的活动和已经获得的为满足需要而用的工具又引起新的需要"❺。所以，需要正是这样在实践中不断形成和发展，同时构成了人类实践活动的根本动因。"人为了自己的需要，通过实践和外部自然界发生关系；借助自然界来满足自己的需要，征服自然界，同时起着中间人的作用。"❻ 因此，实践活动是以满足人的需要为目的的活动，它是一种以通过主体的对象化的活动赋予客体以价值的创造价值的活动。实践活动是价值和价值关系形成的基本途径。价值意识本质上正是人们的客观存在着的物质、精神的需要在人们头脑中的反映。任何实践都是有目的、自觉地改造客观世界的活动，而实践的目的就是调整外部客观世界对于人的意义的关系，因此任何实践都是以价值的实现为目标的，实践就是创造价值

❶　马克思，恩格斯. 马克思恩格斯全集：第23卷［M］. 北京：人民出版社，1972：208.
❷　列宁. 列宁全集：第55卷［M］. 北京：人民出版社，1990：183.
❸　马克思，恩格斯. 马克思恩格斯全集：第19卷［M］. 北京：人民出版社，1963：405.
❹　马克思，恩格斯. 马克思恩格斯选集：第1卷［M］. 北京：人民出版社，1995：79.
❺　马克思，恩格斯. 马克思恩格斯选集：第1卷［M］. 北京：人民出版社，1995：79.
❻　列宁. 列宁全集：第38卷［M］. 北京：人民出版社，1986：348.

的活动，是价值产生的基础。

第二，关于价值的本质，马克思主义价值哲学从客观的主客体关系的角度来理解价值，而不是把价值归结为主体的欲望、需要或者归结为客体本身固有的属性。

马克思指出，一方面，一物之所以有使用价值，正是由于它们本身的属性。金银之所以可用作货币储藏的天然材料而具有财富的价值，是由于"贵金属比值高，耐久，比较不易损坏，在空气中不氧化，特别是金，除溶于王水外不溶于其他酸类，这一切自然属性，是贵金属成为货币储藏的天然材料"❶。

另一方面，价值离不开人和人的需要。对此马克思曾作过十分精辟的分析，他说，有些人曾指出，"价值"这个词"表示物的一种属性"，"的确，它们最初无非是表示物对于人的使用价值，表示物的对人有用或使人愉快等等的属性"。❷ 但是，这不过是物"被'赋予价值'"❸，"他们赋予物以有用的性质，好像这种有用性是物本身所固有的"❹。也就是说，是人把有用性赋予了物，把物看作是使人得到满足的物，实际上就是把人自己的活动及其意义转加给了客体。马克思曾经指出，磁石固有的吸铁的自然属性并不总是对人有用的，"只是在通过它发现了磁极性以后才成为有用的"❺；羊对人是有用的，但是"羊未必想到，它的'有用'性之一，是可作人的食物"❻。因此，客体及其自然属性并不等同于价值，价值是客体属性对主体的作用（关系），是同人的需要相联系的。

在《评阿·瓦格纳的"政治经济学教科书"》中，马克思有这样一段话："'价值'这个普遍的概念是从人们对待满足他们需要的外界物的关系中产生的"❼，有学者指出这不是马克思的论点，而是受到马克思批

---

❶ 马克思，恩格斯. 马克思恩格斯全集：第13卷［M］. 北京：人民出版社，1962：144.
❷ 马克思，恩格斯. 马克思恩格斯全集：第26卷Ⅲ［M］. 北京：人民出版社，1974：326.
❸ 马克思，恩格斯. 马克思恩格斯全集：第19卷［M］. 北京：人民出版社，1963：406.
❹ 马克思，恩格斯. 马克思恩格斯全集：第19卷［M］. 北京：人民出版社，1963：406.
❺ 马克思，恩格斯. 马克思恩格斯全集：第23卷［M］. 北京：人民出版社，1972：48.
❻ 马克思，恩格斯. 马克思恩格斯全集：第19卷［M］. 北京：人民出版社，1963：406.
❼ 马克思，恩格斯. 马克思恩格斯全集：第19卷［M］. 北京：人民出版社，1963：406.

评的瓦格纳的论点，笔者基本上同意这种观点。

对马克思的这句话如何理解？首先在于弄清马克思的本意，从原文的前后联系中可以看到，马克思接着指出"……而价值的其他一切形态，如化学元素的原子价，只不过是这个概念的属概念"❶。由此可见，这句话确实表明马克思对瓦格纳所引申的经济学上的"价值一般"概念是否定的。马克思说，瓦格纳这位"德国的政治经济学教授的'自然愿望'是，从某一个'概念'中得出'价值'这一经济学范畴，他采取的办法是，把政治经济学中俗语叫做'使用价值'的东西，'按照德语的用法'改称为'价值'。而一经用这种办法找到'价值一般'后，又利用它从'价值一般'中得出'使用价值'。做到这一点，只要在'价值'这个词的前面重新加上原先被省略的'使用'这个词就行了"❷。众所周知，在马克思主义经济学中，价值和使用价值之间不是什么一般和特殊的关系，它们是一切商品所具有的彼此并立的二重属性。"我不是把价值分为使用价值和交换价值，把它们当做'价值'这个现象分裂成的两个对立物，而是把劳动产品的具体社会形式分为这两者；'商品'，一方面是使用价值，另一方面是'价值'。"❸ 因此，在政治经济学的意义上，把价值当作使用价值的"一般"的说法是不正确的。

在马克思和恩格斯的著作中，对于"价值"概念作过系统的科学论述，是各种经济学的价值范畴。马克思虽然未曾对"价值一般"下过定义，但是他对于"使用价值""财物"和商品交换价值的解释，却从一个方面揭示了价值的深刻实质。马克思指出，财富、价值等"这种语言上的名称，只是作为概念反映出那种通过不断重复的活动变成经验的东西，也就是反映出，一定的外界物是为了满足已经生活在一定的社会联系中的人的需要服务的"，"他们可能把这些物叫做'财物'，或者叫做

❶ 马克思，恩格斯. 马克思恩格斯全集：第19卷［M］. 北京：人民出版社，1963：406.

❷ 马克思，恩格斯. 马克思恩格斯全集：第19卷［M］. 北京：人民出版社，1963：406－407.

❸ 马克思，恩格斯. 马克思恩格斯全集：第19卷［M］. 北京：人民出版社，1963：412.

别的什么，用来表明，他们在实际地利用这些产品……"❶；"使用价值表示物和人之间的自然关系，实际上是表示物为人而存在"❷。这无疑是对使用价值的本质的最深刻概括，对于理解哲学价值概念的本质也具有决定性的方法论意义。这些论述表明，物的价值在于它"为人而存在"，"为人的需要服务"，为人所"利用"，物的属性以人的尺度加以衡量，这些都体现了把人的主体尺度"应用到对象上去"。

从以上马克思主义经典作家关于物的价值的论述中，我们能够得到的启示是：要从对象（物）的存在和属性与主体（人）需要的关系中理解"价值"，价值的产生基于物及其属性，但不能归结为对象的存在和属性本身，主体（人）的内在尺度才是价值的根本尺度。

第三，关于价值的特性。

由以上对价值本质的分析中，可以看出，价值具有客观性和主体性。

1）价值具有客观性特征

客体之所以能够形成某种价值，是因为它有某种客观的属性。"一物之所以是使用价值，因而对人来说是财富的要素，正是由于它本身的属性。如果去掉使葡萄成为葡萄的那些属性，那么它作为葡萄对人的使用价值就消失了。"❸ "珍珠或金刚石所以有价值，是因为它们是珍珠或金刚石，也就是由于它们的属性"。❹ 马克思指出，"物都是许多属性的总和，因此可以在不同的方面有用。发现这些不同的方面，从而发现物的多种使用方式，是历史的事情"❺。也就是说，物对人的有用性，只有在历史过程中同人相联系，才能表现出来。"一物的属性不是由该物同他物的关系产生，而只是在这种关系中表现出来。"❻ 按照这一观点，事物的属性是由它本身所固有的，并在同他物的相互作用中表现出来。客

❶ 马克思，恩格斯. 马克思恩格斯全集：第 19 卷［M］. 北京：人民出版社，1963：405 – 406.

❷ 马克思，恩格斯. 马克思恩格斯全集：第 26 卷Ⅲ［M］. 北京：人民出版社，1974：326.

❸ 马克思，恩格斯. 马克思恩格斯全集：第 26 卷Ⅲ［M］. 北京：人民出版社，1974：139.

❹ 马克思，恩格斯. 马克思恩格斯全集：第 26 卷Ⅲ［M］. 北京：人民出版社，1974：176.

❺ 马克思，恩格斯. 马克思恩格斯全集：第 23 卷［M］. 北京：人民出版社，1972：48.

❻ 马克思，恩格斯. 马克思恩格斯全集：第 23 卷［M］. 北京：人民出版社，1972：72.

体的一定属性是形成一定价值的客观前提和必要条件。但是正如仅仅有客体及其属性并不能构成价值关系一样，仅仅用客体及其属性的客观性还不足以说明价值为什么具有客观特征。因此，要充分说明价值的客观性，就必须在承认客体的客观性前提下，进一步提示主体及其需要和活动的客观性。

马克思说得好："假如我们想知道什么东西对狗有用，我们就必须探究狗的本性。这种本性本身是不能从'效用原则'中虚构出来的。……如果我们想把这一原则运用到人身上来，想根据效用原则来评价人的一切行为、运动和关系等，就首先要研究人的一般本性，然后要研究在每个时代历史地发生了变化的人的本性。"❶可见，要想知道什么东西对人的行为、运动和关系有用，就要研究人的一般本性和具体的历史的主体的特殊本性。马克思进一步指出，人的需要就是人的本性，"他们的需要即他们的本性"❷，从这一点出发，是揭开一切价值和评价之谜的关键。马克思和恩格斯指出，"人们的存在就是他们的现实生活过程"❸，这里所说的"现实生活过程"，首先是指社会物质生活条件的生产过程，"当人们自己开始生产他们所必需的生活资料的时候（这一步是由他们的肉体组织所决定的），他们就开始把自己和动物区别开来。人们生产他们所必需的生活资料，也就间接地生产着他们的物质生活本身"❹。也就是说，人的实际生存状态决定了人们的社会关系、客观利益和需要、现实能力及其历史条件，都是客观的。人的主观需求是受社会条件以及社会关系这些客观因素制约的，是不以人的意志为转移的，人们的价值关系正是以人的客观需要为核心的现实关系。对于马克思主义来说，承认价值的客观性，正是以揭示人、主体的具体历史客观性为依据的。

2）价值具有主体性特征

马克思在《1844年经济学—哲学手稿》中指出："动物只是按照它

---

❶ 马克思，恩格斯. 马克思恩格斯全集：第23卷［M］. 北京：人民出版社，1972：669注.
❷ 马克思，恩格斯. 马克思恩格斯全集：第3卷［M］. 北京：人民出版社，1960：514.
❸ 马克思，恩格斯. 马克思恩格斯选集：第1卷［M］. 北京：人民出版社，1995：72.
❹ 马克思，恩格斯. 马克思恩格斯全集：第3卷［M］. 北京：人民出版社，1960：24－25.

所属的那个种的尺度和需要来建造，人却懂得按照任何一个种的尺度来进行生产，并且懂得怎样处处都把内在的尺度运用到对象上去；因此，人也按照美的规律来建造。"❶ 这就是马克思关于两个尺度的思想，这两个尺度就是对象的尺度（外在尺度）和人的尺度（内在尺度）。价值产生于人按照自己的尺度去认识世界和改造世界的活动之中。任何实践一旦离开了人的需要和要求，也就失去了能动性的根据、目的性的内容和内在驱动力，于是这样的"实践"会成为一种与动物的本能性的活动相同的某种活动。所以，人的尺度作为实践的根本尺度，成为实践这种主体性的活动赖以获得成功的根本制约因素。

"主体是人"❷，人应该承认自己是主体，并且"按照人的样子来组织世界"❸。主体在与客体的关系中具有"为我"倾向。马克思和恩格斯说，"凡是有某种关系存在的地方，这种关系都是为我而存在的"❹。这里所说的"我"就是主体。一切主客体关系本身都具有对于主体来说的"为我"性质。马克思说："只有当物按人的方式同人发生关系时，我才能在实践上按人的方式同物发生关系。"❺ 使对象成为一定意义上"为我"的客体，现实的主客体关系才能建立起来。正如恩格斯所说的，人应当"了解自己本身，使自己成为衡量一切生活关系的尺度，按照自己的本质去估价这些关系，真正依照人的方式，根据自己本性的需要，来安排世界……不应当到虚幻的彼岸……而应当到近在咫尺的人的胸膛里去找真理"❻。活动的目的在主体自身，主体的活动是为我的活动，所以"人不仅仅是自然存在物，而且是人的自然存在物，也就是说，是为自身而存在着的存在物，因而是类存在物"❼。

同一客体对于不同的主体，可能具有不同的价值。"忧心忡忡的穷

---

❶ 马克思，恩格斯. 马克思恩格斯全集：第42卷［M］. 北京：人民出版社，1979：97.

❷ 马克思，恩格斯. 马克思恩格斯选集：第2卷［M］. 北京：人民出版社，1995：3.

❸ 马克思，恩格斯. 马克思恩格斯全集：第42卷［M］. 北京：人民出版社，1979：24−25.

❹ 马克思，恩格斯. 马克思恩格斯选集：第1卷［M］. 北京：人民出版社，1995：81.

❺ 马克思，恩格斯. 马克思恩格斯全集：第42卷［M］. 北京：人民出版社，1979：124注②.

❻ 马克思，恩格斯. 马克思恩格斯全集：第1卷［M］. 北京：人民出版社，1956：651.

❼ 马克思，恩格斯. 马克思恩格斯全集：第42卷［M］. 北京：人民出版社，1979：169.

人甚至对最美丽的景色都没有什么感觉；贩卖矿物的商人，只看到矿物的商业价值，而看不到矿物的美的特性"。❶ 从层次上来说，主体可以分为人类主体、社会主体、群体主体（阶级、阶层、集团等）、个体主体等。不同层次的主体需要是不相同的，甚至是相互矛盾的。所以，价值具有主体性特征。

第四，关于价值评价及其标准。

马克思指出，"这些个人所产生的观念，或者是关于他们对自然界的关系的观念，或者是关于他们之间的关系的观念，或者是关于他们自身的状况的观念。显然，在这几种情况下，这些观念都是他们的现实关系和活动、他们的生产、他们的交往、他们的社会组织和政治组织有意识的表现，而不管这种表现是现实的还是虚幻的"❷。就是说，人们对人与自然界的关系、人与人的关系、人与自身的关系的评价是人们对社会现实的反映，评价，实际上就是主体把客体事实同自己本身的事实联系起来的思考和反映。由此出发，"我们判断一个人不能以他对自己的看法为根据，同样，我们判断这样一个变革时代也不能以它的意识为根据；相反，这个意识必须从物质生活的矛盾中，从社会生产力和生产关系之间的现存冲突中去解释"❸。也就是说，要根据人们的社会存在而不是根据他们的意识，用具体的历史条件和人们行为的客观基础来解释他们的行为，进行评价。

那么，价值评价的标准是什么呢？马克思说："社会生活在本质上是实践的。凡是把理论导致神秘主义方面的神秘东西，都能在人的实践中以及对这个实践的理解中得到合理的解决。"❹ 马克思主义深刻论证了实践对于人的认识的根本作用，指出"行动的结果是对主观认识的检验和真实存在着的客观性的标准"❺。实践是唯一的真理标准，也是价值评

---

❶ 马克思，恩格斯. 马克思恩格斯全集：第42卷［M］. 北京：人民出版社，1979：126.

❷ 马克思，恩格斯. 马克思恩格斯选集：第1卷［M］. 北京：人民出版社，1995：72注①.

❸ 马克思，恩格斯. 马克思恩格斯全集：第13卷［M］. 北京：人民出版社，1962：9.

❹ 马克思，恩格斯. 马克思恩格斯选集：第1卷［M］. 北京：人民出版社，1995：60.

❺ 列宁. 列宁全集：第38卷［M］. 北京：人民出版社，1986：235.

价的标准。列宁说："必须把人的全部实践——作为真理的标准，也作为事物同人所需要它的那一点的联系的实际确定者——包括到事物的完满'定义'中去"。❶ 实践是"事物同人所需要它的那一点的联系的实际确定者"，也就是说，实践是价值和价值关系的实际确定者。没有一定的实践和实践方式，主体与客体之间的需要与满足的关系就无从表现，客观的价值标准就无法确定。这些原理始终是我们分析价值和评价问题的理论依据。

正如前面所提到的，"忧心忡忡的穷人甚至对最美丽的景色都没有什么感觉；贩卖矿物的商人只看到矿物的商业价值，而看不到矿物的美和特性。他没有矿物学的感觉"❷。可见，同一事物对不同的人来说，具有不同的价值，价值因人而异。导致评价标准主体差异性的主要因素是主体的需要和利益差异。马克思说"人们奋斗所争取的一切，都同他们的利益有关"❸，"'思想'一旦离开'利益'，就一定会使自己出丑"❹。在阶级社会中，则主要是受阶级利益的影响。与此同时，马克思主义价值哲学根据历史唯物主义的"人民群众"观点和"生产力"观点，强调事物的社会价值和人民群众的利益，正如马克思、恩格斯所指出的："人天生就是社会的生物……只有在社会中才能发展自己的真正的天性，而对于他的天性的力量的判断，也不应当以单个个人的力量为准绳，而应当以整个社会的力量为准绳。"❺ 人的主体力量来自于社会联系。因此，马克思强调："我们对于需要和享受是以社会的尺度，而不是以满足它们的物品去衡量的。"❻

第五，价值和真理的辩证关系。

真理和价值是相互促进的。一方面，人类在真正脱离动物界以前，只是按照自己所属的"种的尺度和需要"去对待周围的世界。正如恩格

---

❶ 列宁. 列宁选集：第4卷［M］. 北京：人民出版社，1972：453.
❷ 马克思，恩格斯. 马克思恩格斯全集：第42卷［M］. 北京：人民出版社，1979：126.
❸ 马克思，恩格斯. 马克思恩格斯全集：第1卷［M］. 北京：人民出版社，1956：82.
❹ 马克思，恩格斯. 马克思恩格斯全集：第2卷［M］. 北京：人民出版社，1957：103.
❺ 马克思，恩格斯. 马克思恩格斯全集：第2卷［M］. 北京：人民出版社，1957：167.
❻ 马克思，恩格斯. 马克思恩格斯全集：第6卷［M］. 北京：人民出版社，1961：492.

斯所说，人类头脑和意识的发展，是在劳动中"首先产生了对影响某些个别的实际效益的条件的意识，而后来……由此产生了对制约着这些条件的自然规律的理解"❶。在实践中，人类越来越认识到了掌握和服从自然规律的重要性，把揭示这些规律的认识、知识当作自己思想和行动中必须遵循的真理。于是，对真理的信赖和追求，成为人类生存和发展的最高原则之一。另一方面，真理的发展促使人们更深刻、更全面地理解人们的生活条件和人的发展方向，马克思和恩格斯宣告，"哲学家们只是用不同的方式解释世界，而问题在于改变世界"❷。过去人们在理论上只满足于解释世界，这是脱离实际的，问题在于改变世界。"实际上，而且对实践的唯物主义者即共产主义者来说，全部问题都在于使现存世界革命化，实际地反对并改变现存的事物。"❸ 马克思主义哲学强调理论为实践服务，力求为人们的实践提供一种理论指南，使人们能够通过实践改造自身赖以生存的自然环境和社会环境，不断改善人们的生存状态，倡导无产阶级革命和社会主义事业，以实现人类解放和人的全面发展为根本价值目标。"改造世界，实现人类解放和人的全面发展"，是马克思哲学革命的现实的最高价值原则。

价值的实现是以把握相关真理为前提的。价值的实现有赖于对相关真理的把握，事实真理是价值真理的基础，是以对象的客观存在为前提的。正如马克思所说，物的"有用性不是悬在空中的，它决定于商品体的属性"❹。因此，人们要想对物的有用性做出正确的评价，必然依据于对事物性质和规律的认识，真理的发展水平制约着价值实现的程度。正如列宁所说："认识只有在它反映不以人为转移的客观真理时，才能成为对人类有机体有用的认识，成为对人的实践、生命的保存、种的保存有用的认识。"❺ 没有这种真理性的认识，就不能形成正确的价值目标。总之，没有对相关真理的把握和遵循，就没有价值的实现。

---

❶ 马克思，恩格斯. 马克思恩格斯选集：第4卷 [M]. 北京：人民出版社，1995：274.

❷ 马克思，恩格斯. 马克思恩格斯选集：第1卷 [M]. 北京：人民出版社，1995：61.

❸ 马克思，恩格斯. 马克思恩格斯选集：第1卷 [M]. 北京：人民出版社，1995：75.

❹ 卡尔·马克思. 资本论：第1卷 [M]. 北京：人民出版社，1975：48.

❺ 列宁. 列宁选集：第2卷 [M]. 北京：人民出版社，1972：139.

二、马克思哲学革命的价值目标

马克思主义哲学既是一种真理体系，又是一种以真理体系为依据建立起来的价值学说。马克思和恩格斯在创立和发展这一新的世界观的过程中，对种种旧的世界观进行了深入的批判、借鉴和改造，实现了一场哲学革命，这是一场同时在两条战线上进行的哲学革命：一是关于促使哲学理论和形态科学化的真理追求，即实现了从现成哲学、思辨哲学到生成哲学、实践哲学的革命；二是关于哲学价值目标定位的价值追求，即实现了从人本主义和革命民主主义到共产主义，从追求人的精神解放到争取人类解放和实现人的全面发展的价值目标的转变。可以说，马克思的哲学革命都是围绕着创立一种以"改造世界，实现人类解放和人的全面发展"为根本价值目标的崭新的世界观来进行的。马克思通过在这两条哲学革命战线上的努力，实现了哲学作为真理体系和价值体系的统一。

马克思早在中学毕业时，就立志选择"最能为人类福利而劳动的职业"。1835年，在德语毕业论文《青年在选择职业时的考虑》中，马克思提出，人应当自己确定最适合自己的位置，使他和社会得到提高，实现人类的幸福和人自身的完美。他说：

"人们只有为同时代人的完美、为他们的幸福而工作，才能使自己也达到完美。""我们的幸福将属于千百万人"。❶

为人类劳动，是少年马克思的理想与最初的价值追求。它是未来马克思确立自己世界观和形成为人类解放而奋斗的崇高价值目标的重要起点。在一定意义上说，马克思中学时期所形成的这种理想，影响了他后来整个一生的事业。❷

马克思在1841年3月完成的题为《德谟克利特的自然哲学与伊壁

---

❶ 马克思，恩格斯. 马克思恩格斯全集：第40卷 [M]. 北京：人民出版社，1982：7.
❷ 黄楠森. 马克思主义哲学史：第1卷 [M]. 北京：北京出版社，1991：91.

鸠鲁的自然哲学的差别》的博士论文，集中体现了青年马克思的革命民主主义的哲学观点。写作博士论文时期的马克思深受黑格尔哲学和青年黑格尔派成员思想的影响，还是一个唯心主义者，他十分强调人的自我意识，把自己的哲学称为是自我意识的哲学。但在自我意识与现实的关系问题上，他超越了青年黑格尔派分子，更加注重自我意识与现实、哲学和世界、人和自然的联系。正如他所说的："自我意识永远具有一个双刃的要求：其中一面针对着世界，另一面针对着哲学本身。"❶ 马克思在自己的博士论文中赞扬了伊壁鸠鲁关于个体的自我意识自由和主张精神的自由与精神的独立的思想，并称之为"伊壁鸠鲁自然哲学的灵魂"❷。从这种哲学观点出发，在政治上，马克思提出通过"世界的哲学化和哲学的世界化"消除封建专制主义和宗教神学对人的精神自由的束缚和扼杀，从而实现个人的精神自由和精神独立。马克思在博士论文中所表现出来的这些思想，说明当时马克思还是一个唯心主义哲学家和革命民主主义者，他的哲学所追求的价值目标是人的自由和解放，但这种解放的实质是一种个人的精神解放。由于这种解放是以反对封建专制主义和宗教神学对人们的政治压迫和精神压迫为标志的，是新兴资产阶级反对旧的社会政治制度的斗争，所以马克思称之为"政治解放"。这种价值目标的提出，是以青年马克思的哲学还是一种思辨哲学和现成哲学为逻辑前提的。

1842—1843 年，马克思在莱茵报工作时期，由于同社会现实生活的直接接触和直接投身当时的反对封建专制主义的革命活动，他开始放弃纯理论问题的研究而转到现实的、具体的政治问题上来。在实际斗争中，马克思发现在国家生活中起作用的并不是黑格尔所谓的理念，而是等级制度和经济利益。这促使马克思转而批判黑格尔哲学。期间，费尔巴哈发表了一系列批判宗教和黑格尔唯心主义的著作，他的唯物主义思想使马克思受到很大启发，从而开始了转向辩证唯物主义。

马克思在完成从唯心主义者向辩证唯物主义者，从革命民主主义者

---

❶ 马克思，恩格斯. 马克思恩格斯全集：第40卷［M］. 北京：人民出版社，1982：259.
❷ 马克思，恩格斯. 马克思恩格斯全集：第40卷［M］. 北京：人民出版社，1982：241.

向共产主义者转变的过程中，他的哲学价值追求又有了新的发展。在《德法年鉴》时期，马克思注意的中心是人类的解放，首次提出无产阶级是实现人类解放的物质力量。马克思发表在《德法年鉴》上的《论犹太人问题》一文，通过批驳鲍威尔把犹太人解放归结为宗教解放，而又把反对封建主义和宗教压迫为目标的政治解放同人类解放混淆起来的错误，首次论述了政治解放和人类解放的关系。他指出：

"只有消灭了世俗桎梏，才能克服宗教狭隘性。我们不把世俗问题化为**神学**问题，我们要把神学问题化为世俗问题。相当长的时期以来，人们一直用迷信来说明历史，而我们现在是用历史来说明迷信。在我们看来，**政治解放和宗教的关系**问题已经成了**政治解放和人类解放的关系**问题。"❶

马克思把资产阶级革命称作政治解放，认为"**政治解放**本身还不是**人类解放**"❷，不仅要争取资产阶级革命性质的"政治解放"，而且要争取"人类解放"，即废除私有制，进行无产阶级革命。政治解放只是为人的解放创造前提。因为"**任何**一种解放都是把人的世界和人的关系还给人自己"❸，只有共产主义才能完成人的解放，并且认为：

"只有当现实的个人同时也是抽象的公民，并且作为个人，在自己的经验生活、自己的个人劳动、自己的个人关系中间，成为**类存在物**的时候，只有当人认识到自己的'原有力量'并把这种力量组织成为社会力量因而不再把社会力量当作**政治力量**跟自己分开的时候，只有到了那个时候，人类解放才能完成。"❹

在《〈黑格尔法哲学批判〉导言》中，马克思进一步明确提出了哲

---

❶ 马克思，恩格斯. 马克思恩格斯全集：第1卷［M］. 北京：人民出版社，1956：425.
❷ 马克思，恩格斯. 马克思恩格斯全集：第1卷［M］. 北京：人民出版社，1956：435.
❸ 马克思，恩格斯. 马克思恩格斯全集：第1卷［M］. 北京：人民出版社，1956：443.
❹ 马克思，恩格斯. 马克思恩格斯全集：第1卷［M］. 北京：人民出版社，1956：443.

学批判的根本任务是为实现人类彻底解放服务的。他写到："这个解放的**头脑**是**哲学**，它的**心脏**是**无产阶级**"。❶ 他认为无产阶级是真正运用革命理论并把它付诸实践的社会力量。他说，"哲学把无产阶级当作自己的**物质**武器，同样，无产阶级也把哲学当作自己的**精神武器**"❷。这使马克思在哲学史上第一次把哲学和无产阶级革命实践自觉地结合起来，把哲学变成了改造世界的现实力量。马克思在《德法年鉴》上的文章，区别了政治解放和人类解放，第一次表达了社会主义革命的思想，论述了无产阶级的历史使命，标志着马克思已经初步完成了从唯心主义向辩证唯物主义、从革命民主主义向共产主义的转变。但是这时的马克思哲学学说并不彻底，这表现在他对人的问题和社会主义革命的论述，更多地还是建立在哲学思辨的基础上。比如，他认为"人的根本就是人本身"❸，"人是人的最高本质"❹，研究人性必须从人的自然属性出发；他对社会革命内在根据的解释更多的也是从伦理和道义的角度出发的。很显然，这时马克思的哲学还带有浓厚的费尔巴哈人本主义色彩。

在《1844 年经济学—哲学手稿》（以下简称《手稿》）中，马克思具体地研究了人的社会性和能动性的本质。在这里，马克思把劳动看成人的本质。

"生产生活就是类生活。这是产生生命的生活。一个种的全部特性、种的类特性就在于生命活动的性质，而人的类特性恰恰就是自由的有意识的活动。"❺

劳动就是指"自由的有意识的活动"，即实践。在这里，马克思使用了费尔巴哈的术语"类生活""类特性""类本质"，创造性地吸收并发展了他的思想。然而，作为出发点的人的本质，即"自由的有意识的

---

❶ 马克思，恩格斯. 马克思恩格斯选集：第 1 卷［M］. 北京：人民出版社，1995：16.
❷ 马克思，恩格斯. 马克思恩格斯选集：第 1 卷［M］. 北京：人民出版社，1995：15.
❸ 马克思，恩格斯. 马克思恩格斯全集：第 1 卷［M］. 北京：人民出版社，1956：460.
❹ 马克思，恩格斯. 马克思恩格斯选集：第 1 卷［M］. 北京：人民出版社，1995：16.
❺ 马克思，恩格斯. 马克思恩格斯选集：第 1 卷［M］. 北京：人民出版社，1995：46.

活动",仍然带有抽象的、理想化的性质。在《手稿》中,马克思还指出共产主义是对异化的积极的扬弃,是人的本质的复归。他写道:

"共产主义是私有财产即人的自我异化的积极的扬弃,因而是通过人并且为了人而对人的本质的真正占有;因此,它是人向自身、向社会的(即人的)人的复归,这种复归是完全的、自觉的而且保存了以往发展的全部财富的。"❶

这表明马克思已经确立了扬弃私有制的共产主义思想,但是他把共产主义归结为人道主义,说明还没有摆脱人本主义的局限性。

当马克思主义哲学逐步走向成熟,新世界观正在以萌芽的形式展示其基本理论特征和价值追求时,马克思在写于1845年春的《关于费尔巴哈的提纲》这一被恩格斯称作包含天才世界观萌芽的第一个宝贵文件中进一步提出:

"环境的改变和人的活动或自我改变的一致,只能被看作是并合理地理解为革命的实践。"❷

"旧唯物主义的立脚点是市民社会,新唯物主义的立脚点则是人类社会或社会的人类。"❸

马克思主义哲学明确地把通过革命实践改造社会,实现人类彻底解放看作是这一新世界观的根本任务。

马克思指出,从前的一切唯物主义(包括费尔巴哈的唯物主义)的主要缺点是:

"对对象、现实、感性,只是从客体的或者直观的形式去理解,而

---

❶ 马克思,恩格斯. 马克思恩格斯全集:第42卷 [M]. 北京:北京出版社,1979:120.
❷ 马克思,恩格斯. 马克思恩格斯选集:第1卷 [M]. 北京:人民出版社,1995:55.
❸ 马克思,恩格斯. 马克思恩格斯选集:第1卷 [M]. 北京:人民出版社,1995:57.

不是把它们当作感性的人的活动，当作实践去理解，不是从主体方面去理解"❶。

而"新唯物主义"划时代的理论贡献就在于，把人理解为能动的人。

"人的本质不是单个人所固有的抽象物，在其现实性上，它是一切社会关系的总和。"❷

在批判费尔巴哈哲学的过程中，马克思摒弃了费尔巴哈把人的本质理解为"类"的观点，而是把人置于一定的社会关系中。

在这一时期的著作中，马克思不但强调了人的能动性，而且强调了人的受动性。

"个人怎样表现自己的生活，他们自己就是怎样。因此，他们是什么样的，这同他们的生产是一致的——既和他们生产什么一致，又和他们怎样生产一致。"❸

"因而，个人是什么样的，这取决于他们进行生产的物质条件。"❹

实践发挥人的能动性，社会关系又使人具有受动性，社会实践是人和社会的中间环节。人和社会的发展，归根结底都是一个实践问题。不能离开人们的社会关系，即离开实践来谈人的本质。

马克思主义哲学与人类思想史上的其他哲学派别之间的一个重要区别，就是它的实践性，即把改造世界作为自己的根本任务。正如马克思所说：

---

❶ 马克思，恩格斯. 马克思恩格斯选集：第1卷 [M]. 北京：人民出版社，1995：54.
❷ 马克思，恩格斯. 马克思恩格斯选集：第1卷 [M]. 北京：人民出版社，1995：56.
❸ 马克思，恩格斯. 马克思恩格斯选集：第1卷 [M]. 北京：人民出版社，1995：67–68.
❹ 马克思，恩格斯. 马克思恩格斯选集：第1卷 [M]. 北京：人民出版社，1995：68.

"哲学家们只是用不同的方式解释世界，而问题在于改变世界。"❶

马克思主义哲学强调理论为实践服务，力求为人们的实践提供一种理论指南，使人们能够通过实践改造自身赖以生存的自然环境和社会环境，不断改善人们的生存状态，倡导无产阶级革命和社会主义事业，以实现人类解放和人的全面发展。这是马克思哲学革命的实质之所在。

在《共产党宣言》中，马克思和恩格斯对未来社会做出了科学设想：

"代替那存在着阶级和阶级对立的资产阶级旧社会的，将是这样一个联合体，在那里，每个人的自由发展是一切人的自由发展的条件。"❷

这就是说，到了共产主义社会，由于废除了私有制，消灭了阶级和阶级对立，消除了旧的分工，每个人都成了社会的主人。人与人之间，个人与社会之间，其利益都是一致的。这样，就会使每个人的智慧和才能都可以得到自由全面的发展，还能够成为影响、鼓励、促进其他人自由发展的力量。由此可见，共产主义社会里，每个成员都将成为真正全面发展的人，共产主义是以"自由的个人"为基础建立起来的人类最理想的社会。它内在地包含了未来社会关于重视人的价值、尊重人的个性，追求人的全面发展这些内容，并在其中表达了未来社会人与人之间关系的基本原则。

至此，马克思的哲学革命已经完成，彻底的辩证唯物主义和历史唯物主义哲学已经建立。从理论形态上看，马克思主义哲学已经同旧的哲学有了根本的区别，它不再是一种现成论的、纯粹思辨的抽象理论，而是一种揭示事物生成和发展的本质、规律的生成论的哲学和诉诸实践、面向现实致力于改造世界的实践哲学；从价值目标上看，它已经从追求抽象的、个别的个人自由（主要是指人的精神自由），转变为追求人类

---

❶ 马克思，恩格斯. 马克思恩格斯选集：第1卷［M］. 北京：人民出版社，1995：61.
❷ 马克思，恩格斯. 马克思恩格斯选集：第1卷［M］. 北京：人民出版社，1995：294.

的解放和实现人的全面发展。

值得注意的是，马克思把哲学革命的价值目标从早期的实现个人的"精神解放"重新定位为"人类解放"，这一价值追求的变革是以哲学理论上的以真理追求为目标的哲学理论和形态上的革命为前提的。马克思早期把人看作是"现成的""精神性"的存在物，把解决人的问题的根本途径归结为主要是一个理论问题，因此他只能得出争取人的自由和解放本质上是精神解放的结论。但是，由于马克思十分关注现实问题，因此他与当年青年黑格尔派不同，非常关注现实社会问题和现实的政治斗争，把反对封建专制主义和反对作为人们精神枷锁的宗教神学看作是哲学的主要任务，因此，以此为目标的作为资产阶级民主革命形式的"政治解放"就同时成为当时他的哲学追求的价值目标。后来，马克思在实践中认识到人不是一种现成的存在物，而是在社会实践和社会文化发展中不断生成的"过程"；人的问题和其他现实问题的解决并不仅仅是一个理论问题，而主要是一个实践问题；而且由于人是一种社会的、实践的存在物，因而解决人的问题的关键不在于诉诸人的所谓先验的人性要求和"普遍的理念"，而在于改造人赖以生存的社会和文化等外部环境和条件时，他才把自己哲学的价值目标定位为以改造私有制为主要内容、以无产阶级革命为形式的解放全人类和实现人的全面发展。

纵观马克思哲学革命价值目标的发展历程，可以得出以下结论：如果说，马克思哲学革命的真理或科学维度，是在逻辑上解决哲学形态的科学性问题，那么他的哲学革命的价值维度则是通过价值学说在理论上论证马克思主义哲学的价值目标问题；所以，马克思哲学革命的真理或科学维度，是其哲学革命的价值维度的前提或根据；而哲学革命的价值维度，则是其哲学革命的真理或科学维度的目标和归宿。这就是说，"哲学对'真'的寻求，更重要的是为了获得规范人的思想与行为的'根据''标准'和'尺度'，从而奠定人类自身在世界中'安身立命'之本或'最高的支撑点'。因此，在哲学的意义上，对'真'的寻求，深层的是对'善'——人自身的幸福与发展的寻求"❶。所以，在马克

---

❶ 孙正聿. 哲学通论 [M]. 沈阳：辽宁人民出版社，1998：261.

思主义哲学中，价值学说的内容是由真理性的内容逻辑地引出的结果，价值学说揭示的正是马克思主义哲学的全部理论的目标和归宿。

马克思的哲学革命，在价值追求方面经历了一个从追求"精神解放"到"政治解放"，再到"人类解放"的发展过程，与之相应，哲学也从重视人的个体价值到重视阶级的价值，再到人民和人类的价值的发展过程。马克思主义哲学以解放全人类为根本价值目标，正是在理论上探索关于人类解放的现实道路过程中不断发展的。至此，重视人，关心人的前途和命运，关注人的个性全面发展，一切为了人的解放和人的幸福，构成了马克思哲学价值目标的根本内容。

三、马克思主义价值哲学的根本特点

与历史上和西方的各种价值论学说相比，马克思主义价值论具有显著的科学性和革命性特征，即理论上以彻底的唯物主义世界观和方法论为基础，从主客体关系角度来理解价值问题考察，重视实践，强调社会价值和人民群众利益，坚持以无产阶级和人民大众为主体的共产主义价值观念。

1. 主体性

马克思主义价值理论把价值现象置于人类社会的历史实践中来考察，主张从现实的人和人的现实出发，关注人，强调价值作为一定客体与主体之间的一种特殊关系的主体向度。

马克思在《1844年经济学—哲学手稿》中指出："动物只是按照它所属的那个种的尺度和需要来建造，而人懂得按照任何一个种的尺度来进行生产，并且懂得怎样处处都把内在的尺度运用到对象上去；因此，人也按照美的规律来建造。"[1] 这就是马克思关于两个尺度的思想，这两个尺度就是对象的尺度（外在尺度）和人的尺度（内在尺度）。价值产生于人按照自己的尺度去认识世界和改造世界的活动之中。任何实践一旦离开了人的需要和要求，也就失去了能动性的根据、目的性的内容和内在驱动力，于是这样的"实践"成为一种与动物的本能性的活动相同

---

[1] 马克思，恩格斯. 马克思恩格斯全集：第42卷［M］. 北京：人民出版社，1979：97.

的某种活动。所以，价值尺度作为实践的根本尺度，成为实践这种主体性的活动赖以获得成功的根本制约因素。人们因此认识到了这样一个实践的规律：任何成功的实践必然是真理尺度和价值尺度的统一。

马克思主义价值理论还揭示了人民是人类价值的真正主体。从价值和价值认识的角度来看，作为历史发展主体的人民群众同时又是人类价值的主体。这是因为：其一，从人类价值体系来看，人民群众是全部人类价值创造的基础。没有人民群众也就没有人类社会和历史，因而人类的其他一切价值也就无从谈起。其二，从人类实践活动的创造性的量的角度来看，人民群众的实践活动所创造的价值，是其他任何个人或社会集团所无法比拟的。因此，人民群众比任何个人或社会集团对于人类生存和发展来说都具有无可比拟的巨大价值。其三，人民群众的利益和要求是人类一切价值真假性质的最终的客观检验标准和评价标准。因为只有与人民群众利益相一致的价值，才是与人类社会进步相符合的价值，才是真正的价值。

2. 实践性

马克思主义价值论的根本特征，是以科学的、彻底唯物主义的实践观点及其思维方式来考察价值问题，从而形成了实践唯物主义的价值理论。马克思把价值范畴奠基于实践之上，认为人类的实践像唯意志主义那样，把价值看作人的主观精神绝对自由的表现，看作是外在于人类生存发展活动的、某种先验的、神秘的现象；也不是像庸俗唯物主义和自然主义那样，把价值看作是与主体的创造活动无关的自然本性。从根本上说，实践是价值的基础，实践创造价值。只有坚持马克思主义的实践观，才能科学地把握价值的本质。

实践作为人的存在方式，对于人们的重要价值至少在于：其一，实践是创造价值，满足人的全部需要和要求的根本手段，因而它是人类生存和发展的基础性的要素；其二，由于实践改造了客观世界，创造了价值，从而确证了人的本质力量，是人的主体性赖以存在和体现的基础；其三，实践提高了人的主体能力，增大了人的自由，提升了人的主体地位，是推动人发展的根本因素；其四，实践检验、证明着人们对外部世界的认识结果，确证着价值赖以实现的前提——真理。

实践作为马克思主义哲学基础的和核心的范畴，贯穿于马克思主义哲学的哲学观、物质观、发展观、真理观、价值观、思维观、历史观、人生观等全部哲学理论之中。在这个意义上可以说，不懂实践就不会真正理解马克思主义哲学，而不懂价值学说显然不会真正懂得马克思主义的实践观。

3. 客观性

马克思主义价值论坚持人们的存在决定人们的意识的观点，并用它去分析价值的客观形态和主观形态。它指出，人们的社会存在，包括人们的社会关系、客观利益和需要、现实能力及其历史条件在内，是客观的。此外，客体能否满足主体的需要，并不是由人们主观愿望决定的，而是由客体本身客观存在的性质、属性决定的，因而也是客观的；主客体间相互作用的过程以及主客体相互作用的结果对主体的需要所构成的意义关系，也是不以人的意志为转移的客观过程。也就是说，价值关系的各个环节都是客观的，这决定了价值是一种客观现象。而人们的社会意识，包括人们的愿望、兴趣、态度等在内，都是人们对客观价值现象的主观反映形式，因而是属于主观精神的范畴，不能把它们与客观的价值现象相等同。对价值的客观形态和主观表现形式，必须按照唯物主义的方式加以考察，才能够奠定价值论研究的科学性基础，而避免主观主义、相对主义和非理性主义等倾向。

4. 历史性

马克思主义价值论依据生活实践本身的丰富性和历史进步性，来说明价值的无限多样性及其发展趋势。由于价值关系的主体——人具有社会性和历史性，因此人们的需要、实践以及需要满足的形式表现出社会性和活动，是构成价值的最为坚实的基础，因为实践是人类的存在方式，是整个社会生活及整个现实历史的基础，也是价值生活的基础。"凡是把理论引向神秘主义的神秘东西，都能在人的实践中以及对这个实践的理解中得到合理的解决"❶，而不是像主观主义历史性，这就决定了价值的社会历史性。马克思看到了价值的具体形态——商品价值，及

---

❶ 马克思，恩格斯. 马克思恩格斯选集：第1卷［M］. 北京：人民出版社，1995：56.

其历史相对性，指出："商品的'价值'只是以历史上发展的形式表现出的那种在其他一切历史社会形式内也存在的，虽然是以另一种形式存在的东西，这就是作为社会劳动力的消耗而存在的劳动的社会性"，因而它不过是"一切社会形式内都存在的东西的一定的历史形式"。❶ 由于人的本质的丰富性、现实社会关系的复杂性、实践内容和条件的具体性等原因，决定了现实人类社会中的价值必然是一个在结构、层次和方向上都极其多样化，充满了矛盾甚至对抗的多元体系。随着人类的社会历史性进步，一些有价值的事物会失去部分或全部价值，一些原来无价值的事物会变成有价值的事物，还有一些从未有过的东西被制造出来，并对于人类表现出了它的价值。因此，我们必须要用社会历史的发展、运动的眼光来考察价值现象。

第二节　马克思主义价值哲学与
杜威价值哲学的比较分析

杜威价值哲学和马克思主义价值理论之间既有相同点，又存在着区别和对立，找出其形成这种情况的原因，将有助于我们更深刻地理解杜威哲学的实质，划清同马克思主义哲学的界限，又有助于发掘二者的共同之处或者相容之处，以便从杜威价值哲学理论中吸取有益的思想材料，为丰富和发展马克思主义价值理论服务。

一、两种价值哲学的理论基础

马克思主义价值哲学的理论基础是辩证唯物主义和历史唯物主义。德国古典哲学到黑格尔时发展到了高峰，也面临着自身发展的困境，他们在寻找"实在"本体的同时，发现了感性的存在，尽管在康德那里实现了"主体性"转变，但寻找世界本源仍然是他们的哲学主题。也就是说，仍然是一种形而上学的哲学方式。马克思主义哲学实现了从本体论向实践哲学的转向，在《关于费尔巴哈的提纲》中，马克思批评旧唯物

❶　马克思，恩格斯. 马克思恩格斯全集：第19卷［M］. 北京：人民出版社，1963：421.

主义时指出："从前的一切唯物主义——包括费尔巴哈的唯物主义——的主要缺点是：对事物、现实、感性，只是从客体的或者直观的形式去理解，而不是把它们当作人的感性活动，当作实践去理解，不是从主体方面去理解。"❶ 在这里，马克思第一次把实践置于唯物主义的基础上，赋予其全新的科学理解，认为实践是辩证唯物主义与一切旧唯物主义哲学的根本分界线。

"人为了自己的需要，通过实践和外部自然界发生关系；他借助自然界来满足自己的需要，征服自然界，同时起着中间人的作用。"❷ 因此，实践活动是以满足人的需要为目的的活动，它是一种以通过主体的对象化的活动赋予客体以价值的创造价值的活动，任何实践都是以价值的实现为目标的，实践是价值产生的基础。"社会生活在本质上是实践的。凡是把理论导致神秘主义的神秘东西，都能在人的实践中以及对这个实践的理解中得到合理的解决。"❸ 因此，列宁认为"必须把人的全部实践——作为真理的标准，也作为事物同人所需要它的那一点的联系的实际确定者——包括到事物的完满的'定义'中去"❹。

实践性是马克思主义哲学与人类思想史上的其他哲学派别之间的一个重要区别，即把改造世界作为自己的根本任务，"实际上，对实践的唯物主义者即共产主义者来说，全部问题都在于使现存世界革命化，实际地反对并改变现存的事物"❺。正如马克思所说："哲学家们只是用不同的方式解释世界，而问题在于改变世界。"❻ 马克思主义哲学强调理论为实践服务，力求为人们的实践提供一种理论指南，使人们能够通过实践改造自身赖以生存的自然环境和社会环境，不断改善人们的生存状态，革命地改造世界，使人类社会朝着实现共产主义的方向发展，以实现人类解放和人的全面发展，这是马克思哲学革命的根本价值目标。

---

❶ 马克思，恩格斯. 马克思恩格斯选集：第1卷［M］. 北京：人民出版社，1995：58.
❷ 列宁. 列宁全集：第38卷［M］. 北京：人民出版社，1986：348.
❸ 马克思，恩格斯. 马克思恩格斯选集：第1卷［M］. 北京：人民出版社，1995：60.
❹ 列宁. 列宁选集：第4卷［M］. 北京：人民出版社，1972：453.
❺ 马克思，恩格斯. 马克思恩格斯选集：第1卷［M］. 北京：人民出版社，1995：75.
❻ 马克思，恩格斯. 马克思恩格斯选集：第1卷［M］. 北京：人民出版社，1995：61.

杜威价值哲学的一个根本特点就是反对形而上学。杜威站在反形而上学的立场上，反对固有的、绝对的、不变的"善""美"等价值，倡导行动和人的能动性，反对神学对价值领域的统治，把哲学的重建建立在对人的关注之上，把人返回到现实生活世界。可以说，在这一点上，它同马克思主义价值哲学有相通之处，即两种哲学理论都以不同方式强调人的自主性、实践性和能动性，并由此而试图超越近代西方传统形而上学，特别是以心物、主客二分为出发点的基础主义和本质主义，使哲学研究在不同程度上从抽象化的自在的自然界或绝对化的观念世界返回人的现实生活世界。哲学重建的根本途径说到底是向人的回归。

但是，杜威本人反对唯物主义，认为唯物主义与唯心主义都是形而上学的，因为它们存在着某种固定的和绝对的结构。"一个在理想形式的体制中发现结构，另一个是在物质中找到结构。他们都假定：结构具有某种最高的真实性。"❶ 杜威认为，唯物主义把"结构"与变化分割开来，是稳定的、常在的，这个"结构"必将把唯物主义导向形而上学。杜威还进一步说明了他对物质的理解，认为物质就是事物在交互作用时具有的特征或特性，"我们所谓物质的东西乃是自然事情所具有的那个特征，这个特征和相当迅速而可感知的变化这样地连接在一起，以致给予一种独特的有节奏的条理，亦即因果的程序"❷。这与唯物主义所讲的物质没有共同之处。

杜威从反形而上学的基本前提出发，主张建立一种超越以往哲学中各种二元对立的新哲学，即经验自然主义。在他看来，经验是人与环境的相互作用，物质和精神、感性经验和理性思维都归入经验的范围之内，作为经验对象，即人的认识和实践的对象，是不能离开人的经验的。人们生活和实践的世界仍然只能是一个经验的世界。在此，杜威把外部世界不以人的经验为转移而客观存在的问题同人只有通过经验的途径才能认识外部世界的问题混为一谈了。由没有经验就不能认识外部世界，他又得出了没有经验，外部世界的存在就没有意义的结论。换言

❶ 约翰·杜威. 经验与自然 [M]. 傅统先，译. 南京：江苏教育出版社，2005：48.
❷ 约翰·杜威. 经验与自然 [M]. 傅统先，译. 南京：江苏教育出版社，2005：48－49.

之，外部世界的存在是以人的经验为转移的。

杜威的经验自然主义并不能取消唯物论与唯心论的争论、经验论和唯理论的对立，因为实践是以承认外部物质世界的独立性、客观性为前提的。外部物质世界不以人的意志为转移地客观存在着、运动变化着，并不自然地满足人的需要。人为了满足自己的需要才去改造世界，为了有成效地改造世界才去认识世界。不承认物质世界的独立性、客观性，就不会有实践活动和认识活动，也不会有人与环境的相互作用。因此，杜威的经验自然主义只能导致否认物质世界的独立性和客观性的主观唯心主义。可见，两种价值理论的出发点是相同的，都是反对形而上学。但是，在反对形而上学的基础上，一个走向了辩证唯物主义，另一个走向了主观唯心主义。

二、对价值本质的理解

马克思主义认为价值作为人类特有的现象，应在实践过程中去理解，认为价值是在实践过程中产生的，同时具有客观性和主体性两个特征。这两个特征的理解是从马克思两个尺度去把握价值的本质，马克思所谓的"两个尺度"，即主体需要的内在尺度和自然界规律的物的尺度，"动物只是按照它所属的那个种的尺度和需要来建造，而人却懂得按照任何一个种的尺度来进行生产，并且懂得怎样处处都把内在的尺度运用到对象上去"❶。

第一，价值是由实践创造的。马克思说，在人的实践活动之前或之外，并不存在什么先定的抽象的关系，人"并不'处在'某一种关系中，而是积极地活动"❷。实践作为人类的生存方式，之所以能把人与动物区别开来，就在于实践的创造性特点。"随着对象性的现实在社会中对人说来到处成为人的本质力量的现实，成为人的现实，因而成为人自己的本质力量的现实，一切对象对他说来也就成为他自身的对象化……

---

❶ 马克思，恩格斯. 马克思恩格斯全集：第42卷［M］. 北京：人民出版社，1979：96－97.

❷ 马克思，恩格斯. 马克思恩格斯全集：第19卷［M］. 北京：人民出版社，1963：405.

对象如何对他说来成为他的对象，这取决于对象的性质以及与之相适应的本质力量的性质"❶，也就是说，人能通过自己的活动改造环境，调整客观外部世界对于人的意义关系，使世界不断发生对人有意义的变化，以适合人类生存和发展的需要，即创造价值。因而，人类的生存和兴旺则取决于自身，取决于自身的实践活动。

第二，价值是客观的。价值是对外部客观世界对于主体需要的意义关系即价值关系性质的概括，由于价值关系的各个环节都是客观的，这就决定了价值的客观性。①价值主体和人的需要都是客观的，这是由人的实际生存状态决定的。"假如我们想知道什么东西对狗有用，我们就必须探究狗的本性。这种本性本身是不能从'效用原则'中虚构出来的。……如果我们想把这一原则运用到人身上来，想根据效用原则来评价人的一切行为、运动和关系等，就首先要研究人的一般本性，然后要研究在每个时代历史地发生了变化的人的本性。"❷ 马克思进一步指出，人的需要就是人的本性，"他们的需要即他们的本性"❸，而"人们的存在就是他们的现实生活过程"❹。也就是说，人的实际生存状态决定了人们的社会关系、客观利益和需要、现实能力及其历史条件都是客观的。人的需要虽然表现为一种主观心理的形式，但人的主观需求是受社会条件以及社会关系这些客观因素制约的，是不以人的意志为转移的，人们的价值关系正是以人的客观需要为核心的现实关系。对于马克思主义来说，承认价值的客观性，正是以揭示人、主体的具体历史客观性为依据的。②客体能否满足主体的需要，并不是由人们主观愿望决定的，而是由客体本身客观存在的性质、属性决定的，因而也是客观的。"如果去掉使葡萄成为葡萄的那些属性，那么它作为葡萄对人的使用价值就消失了。"❺ ③需要的满足是主客体间客观的相互作用的过程，都是不以人的意志为转移的客观过程，因而也是客观的。④主客体相互作用的结果形

---

❶　马克思，恩格斯. 马克思恩格斯全集：第42卷［M］. 北京：人民出版社，1979：125.

❷　马克思，恩格斯. 马克思恩格斯全集：第23卷［M］. 北京：人民出版社，1972：669 注.

❸　马克思，恩格斯. 马克思恩格斯全集：第3卷［M］. 北京：人民出版社，1960：514.

❹　马克思，恩格斯. 马克思恩格斯选集：第1卷［M］. 北京：人民出版社，1995：72.

❺　马克思，恩格斯. 马克思恩格斯全集：第26卷Ⅲ［M］. 北京：人民出版社，1974：139.

成后，就会对主体的需要构成意义关系，这种意义关系也是客观的。马克思指出："一物的属性不是由该物同他物的关系产生，而只是在这种关系中表现出来"❶，也就是说一物体与另一个物体相互作用时，并不是依此来获得属性，而是通过相互作用展现自身的属性。价值在相互作用中，获得的关系既不能归为客体的属性也不能归为主体的属性。当我们说某物"有用""好的"，并不是说"有用""好的"是这个事物的属性，而是指某物的属性与人的相互作用的结果。我们在日常生活中往往误把事物的属性当成价值本身了，把价值等同于事物的属性是马克思所反对的，"的确，它们最初无非是表示事物对于人的使用价值，表示事物对于人有用或使人愉快等的属性"❷。但是，这不过是物"被'赋予价值'"，"他们赋予物以有用的性质，好像这种有用性是物本身所固有的"❸。也就是说，是人把有用性赋予了物，把物看作是使人得到满足的物，实际上就是把人的活动及其意义转加给了客体。总之，价值关系的客观性决定了价值是一种客观现象。

第三，价值具有主体性。"主体是人"❹，人应该承认自己是主体，并且"按照人的样子来组织世界"❺。由于价值关系的形成是以主体的需要为主导因素的，价值的主体性就体现为价值主体的需要性特征，没有主体的需要，或者说不同主体的需要相联系，就不会有价值。"使用价值表示物和人之间的自然关系，实际上是表示物为人而存在"❻，"一定的外界物是为了满足已经生活在一定的社会联系中的人的需要服务的"❼。因此，客体对于主体的意义就会因主体及其需要不同而不同。"忧心忡忡的穷人甚至对最美丽的景色都没有什么感觉；贩卖矿物的商人，只看到矿物的商业价值，而看不到矿物的美的特性。"❽ 需要强调指

---

❶ 马克思，恩格斯. 马克思恩格斯全集：第 42 卷［M］. 北京：人民出版社，1979：72.
❷ 马克思，恩格斯. 马克思恩格斯全集：第 26 卷Ⅲ［M］. 北京：人民出版社，1974：326.
❸ 马克思，恩格斯. 马克思恩格斯全集：第 19 卷［M］. 北京：人民出版社，1963：406.
❹ 马克思，恩格斯. 马克思恩格斯选集：第 2 卷［M］. 北京：人民出版社，1995：3.
❺ 马克思，恩格斯. 马克思恩格斯全集：第 42 卷［M］. 北京：人民出版社，1979：24 – 25.
❻ 马克思，恩格斯. 马克思恩格斯全集：第 26 卷Ⅲ［M］. 北京：人民出版社，1974：326.
❼ 马克思，恩格斯. 马克思恩格斯全集：第 19 卷［M］. 北京：人民出版社，1963：405.
❽ 马克思，恩格斯. 马克思恩格斯全集：第 42 卷［M］. 北京：人民出版社，1979：126.

出的是，价值的主体性不等于主观性，某一客体对于主体的价值并不因人的主观好恶而转移，而是因不同主体的需要为转移，因而价值的主体性实际上是价值的客观性的一种表现形式。由于人们的好恶通常只是价值在人们头脑中的主观反映，而反映有正确与错误之分，所以不能简单地用人们的好恶作为价值有与无的根据。主体性具有广泛的意义，包括社会性、民族性、阶级性以及个体性等不同层次。如果只把价值当成个人主观性，其结果必然导致价值认识上的主观主义和相对主义，使每一个人的价值标准都变成普遍的价值标准。

第四，价值具有社会历史性。由于价值关系的主体——人具有社会性和历史性，因此人们的需要、实践以及需要满足的形式都表现出社会性和历史性，这就决定了价值的社会历史性。马克思曾明确指出，人的价值关系和感觉的丰富性，是随着人的对象化活动首先是劳动实践而不断产生和发展的，具有历史性。"只是由于人的本质的客观地展开的丰富性，主体的、人的感性的丰富性，如有音乐感的耳朵、能感受形式美的眼睛，总之，那些能成为人的享受的感觉，即确证自己是人的本质力量的感觉，才一部分发展起来，一部分产生出来。因为不仅五官感觉，而且所谓精神感觉、实践感觉（意志、爱等），一句话，人的感觉、感觉的人性，都只是由于它的对象的存在，由于人化的自然界，才产生出来。"❶ 这种变化深刻地反映了人类由于社会历史性的进步而引起的需要变化，进而又决定了价值的内容变化。随着人类的社会历史性进步，一些有价值的事物会失去部分或全部价值，一些原来无价值的事物会变成有价值的事物，还有一些从未有过的东西被制造出来，并对人类表现出了它的价值。因此，我们必须要用社会历史的发展、运动的眼光来考察价值现象。

第五，价值具有多维性或全面性。马克思说："人同世界的任何一种人的关系——视觉、听觉、嗅觉、味觉、触觉、思维、直观、感觉、愿望、活动、爱——总之，他的个体的一切器官，……通过自己的对象

---

❶ 马克思，恩格斯. 马克思恩格斯全集：第 42 卷［M］. 北京：人民出版社，1979：126.

性关系，即通过自己同对象的关系而占有对象。"❶ 也就是说，可以同任何对象形成价值关系。价值的多维性或全面性要求人们在创造或实现价值时，必须对某一价值客体的价值作全面的考察，以决定取舍，要避免看问题的片面性。

以上对价值特性的揭示，显示了价值现象客观的和辩证的性质。

杜威从反对对价值的主观主义理解出发，极力证明其对价值本质的理解是客观的，但总的来看，他对价值的理解仍然是主观主义的。价值论中的主观主义是把价值理解为主体的经验感受，片面从主体的需求、欲望和利益等是否能够被满足出发来说明价值，把能够给主体带来快乐、情感上的满足和愉悦的事物称作是有价值的，事物是否有价值取决于主体的感受。

价值主观主义具有以下两个特征，第一，片面从主体的感受出发，以主体的需求能否被满足为出发点。对于主体的什么需求被满足，价值主观主义的理解有所不同。例如，快乐主义认为，能够给感官带来快乐的事物就是有价值的；功利主义者以是否能够满足心理的内在幸福感作为是否具有价值的标准；实用主义者培里则是以是否能够满足兴趣作为事物是否具有价值的标准。第二，从价值是否可以被定义来看，价值主观主义有两种表现形式，一种认为价值是可以被定义的，如自然主义价值论，因为价值判断的心理事实是可以通过经验观察、归纳等方法来确定真假的，所以可以通过这种方法来给价值下定义；另一种认为价值本身不具有可以被普遍接受并能被定义的性质，价值根源于价值主体的情感、欲望，而这些主观感受对于不同的主体，其感受的结果是不同的，所以价值不可以定义，直觉主义价值论就持这种观点。

价值主观主义对价值的理解，从总体上来说夸大了价值的主体性特征，忽视了价值的客观性。尽管价值的主体性特征表明，没有主体需求的存在就不会形成价值，但当把价值认定为完全取决于主体感受时，价值的客观性就会被否定。第一，把价值看成是不可定义的价值主观主

---

❶ 马克思，恩格斯. 马克思恩格斯全集：第 42 卷［M］. 北京：人民出版社，1979：123 - 124.

义，会否定价值标准的客观性。价值标准的客观性表明，价值判断的来源、基础和依据具有不以主体意志为转移的客观性，虽然主体需要通常表现为主体的主观欲望和追求，但主体的需求、利益等具有客观的不以人的意志为转移的特性，价值标准的基础和依据是客观的实践标准，具有经验可观察性。把价值认定为不可定义，把价值看成是个体的主观感受，那么同一客观事物对于不同主体可能具有不同的价值，就不存在客观的价值判断的标准。第二，把价值看成是可以定义的是否合理呢？认为价值可以定义的价值主观主义虽然依据一些公开的可观察的事实来定义价值，表面上找到了价值的客观性标准，但仍然无法说明不同的主体由于面对的环境与事实的不同会得出不同的价值判断，因而也不能正确说明价值的客观性。

马克思主义价值理论认为，由于价值主体和人的需要是由人的实际生存状态决定的，都是客观的；客体能否满足主体的需要，并不是由人们主观愿望决定的，而是由客体本身客观存在的性质、属性决定的，因而也是客观的；需要的满足与否是不以人的意志为转移的客观过程；主客体相互作用的结果形成后，对主体的需要所构成的意义关系也是客观的。总之，价值关系的客观性决定了价值是一种客观现象，而不是一种主观现象。

之所以认为杜威对价值的理解仍然是主观主义的，理由如下：

第一，从价值的产生来看，价值是主观的。杜威对价值的理解有一个基本的观点，即认为只有当享受是从智慧行为中重新产生的时候，这种享受才成为价值。这就是说价值是智慧行为中产生的享受，"价值"只与"人的利益、意识或愿望有关"，抛弃了客观的价值标准，这显然是一种主观主义价值论，使价值脱离了人的具体的物质存在和精神存在，特别是脱离了人的社会存在。他的经验自然主义把客观存在与主体观念感受、把存在与思维混为一谈，因而影响他对价值本质的深入探讨，不能正确解决主客关系，反而陷入他所力图超越的主观主义。

第二，杜威认为价值的本质是一种"行动"方式获取的"关系"。他从经验与自然连续的角度出发，反对把价值看成是内在、先天和固有的，认为价值存在于人与事物的关系之中，试图"摆脱传统的主体性原则的主观唯心主义，并由此对个人与他人、社会之间的联系做出解释"❶。杜威认为我们通过喜好、需要来引起行动，并建立人与物之间的价值关系，强调并且要求这个关系能被我们所利用和享有，只有这样的关系才是有价值的。杜威认为这个关系具有可观察性，尤其强调在评价中坚持一种可观察、可公开的评价，认为只有经过这样的评价才会有价值产生。但是，杜威所指的可观察的、公开的不是具有普遍意义的观察。观察是局限于个人依据的个人特殊情境的观察，每一个人遇到的环境不同，认识的价值就是不同的，并且可能由于个人没有科学的方法从而也不能观察到事实。可见，在杜威哲学中，没有一个确定的主体，而且主体脱离了具体的物质存在，尤其是脱离人的社会存在，最终导向了主观主义和价值相对主义。但是，杜威使价值与特定的关系相连，价值不再是由纯粹的心理主观产生，价值主体也不再是孤立，而是处在联系之中，这些看法是积极和有意义的。

第三，他把理智看作是形成价值的决定性因素，赋予理智的方法一个具有普遍意义的标准，在这一点上体现了杜威力图避免价值主观主义的努力，但其结果还是转向了主观主义价值论。杜威反对完全从主观角度来理解价值，因为每一个人的感觉可能不一样，对甲有价值的事物，对乙未必有价值。因此他强调价值是享有和利用，这种享有和利用不是偶然的享有和利用，而是经过理智判断后获得的确定性享有。并且，他在价值评价理论中具体区分了"值得需要"和"需要"，也就是把"需要"与"想要"分开，指出"值得需要"的才是真正的价值。也就是说，杜威强调个人需要必须是经过思维操作、理智判断后的欲望与需要，想以此从方法上保证欲望本身的客观性。但是，理智方法的运用只是保证了人的需要、欲望的合理性，价值的客观性问题仍然不能解决。所以，杜威所解决的主要是价值实现和价值认识的合理性问题，而不是价值的客观性问题，从总体上看，他的价值理论的本质仍然是主观主义和相对主义。

第四，杜威对经验概念作了主观唯心主义的解释。他力图利用经验

---

❶ 刘放桐. 马克思主义与西方哲学的现当代走向［M］. 北京，人民出版社，2002：184.

概念来回避对思维和存在、精神和物质的关系这个哲学基本问题做出明确的回答，把经验概念当作只有职能意义、没有实在意义的概念，从而超越唯物主义和唯心主义的对立。

在杜威那里，经验不是客观对象的主观映象，而是主体的创造。他强调经验不是知识，而是一种行为（有机体和环境的相互作用）。他对经验概念的解释，完全撇开了外部物质世界、自然界不以主体经验为转移这个唯物主义的基本前提。在他看来，作为经验对象，即人的认识和实践的对象的东西，是不能离开人的经验的。人们生活和实践的世界仍然只能是一个经验的世界。在此，杜威把外部世界不以人的经验为转移而客观存在的问题同人只有通过经验的途径才能认识外部世界的问题混为一谈了。由没有经验就不能认识外部世界，他又得出了没有经验，外部世界的存在就没有意义的结论。换言之，外部世界的存在以人的经验为转移。这样，杜威在兜了一个圈子以后，最后仍然导向了主观唯心主义方面。

三、价值评价对象的本体论前提

评价作为主体的一种认识活动，是主体依据一定标准来对被评价对象进行认识的活动。因此，在价值评价理论中，任何一种价值学说都首先要对价值对象进行本体论性质的规定。这种对价值评价对象的理解和规定在整个价值学说中具有举足轻重的作用，同时构成了价值评价学说的本体论前提。

马克思主义价值哲学认为存在客观的价值评价对象，就是价值事实。所谓价值事实，即具有特定属性的客体与具有特定需要和要求的主体之间的满足与否的关系，也就是主客体之间的意义关系或价值关系。这种主客体的意义关系或价值关系构成了价值现象的普遍存在形式。我们通常所说的"价值"，其实正是指这种主客体之间的意义关系或价值关系所揭示的"具有特定属性的客体对于满足主体的特定需要和要求的意义"。所以，价值事实是价值理论的基本研究对象。

在马克思主义哲学看来，价值事实之所以是客观现象，这是由于作为价值事实的价值关系的各个构成要素都是客观的。价值事实的各个构成要素如下：一是作为价值主体的具有特定需要和要求的人；二是作为价值客体的具有能否满足主体需要和要求的特定属性的客观事物；三是形成价值关系时发生的主客体的相互作用；四是这种相互作用的结果对于主体的意义。显然，这些价值关系的构成要素都是客观的。

首先，价值关系的主体——具有特定需要和要求的人——是客观的。在这里，人是以自我意识为核心的物质系统，是社会存在物，因而人是客观的；人的需要和要求也是客观的，它们产生于人作为客观的生物存在和社会存在所产生的实际生存和交往的需要和要求。"任何人如果不同时为了自己的某种需要和为了这种需要的器官而做事，他就什么也不能做。"❶ 需要说明的是，人的需要和要求作为一种人的内在规定性和规律，完全是一种客观的存在，这与人对这种需要和要求的认识即人们主观性的要求、欲望等精神现象是有本质区别的，而后者才属于主观性的、纯粹的精神现象。

其次，价值关系的客体——具有能否满足主体特定需要和要求的属性的客观事物，也是客观的。它是作为一个自然存在物而存在的。"一物之所以是使用价值，因而对人来说是财富的要素，正是由于它本身的属性。如果去掉使葡萄成为葡萄的那些属性，那么它作为葡萄对人的使用价值就消失了。"❷ "珍珠或金刚石所以有价值，是因为它们是珍珠或金刚石，也就是由于它们的属性。"❸

再次，形成价值关系时的主客体的相互作用——客体满足主体需要和要求时所发生的实际相互作用与影响，同样是客观的。恩格斯说，"相互作用是我们从现代自然科学的观点考察整个运动着的物质时首先遇到的东西"，"我们不能追溯到比对这个相互作用的认识更远的地方"❹。需要说明的是，在主客体的价值关系中，精神性的客体对于主体的意义关系也是一种客观性的关系，不能由于客体是精神现象，就认为这种关系必然是主观性的关系。我们知道，精神性的事物一旦产生并以

---

❶ 马克思，恩格斯. 马克思恩格斯全集：第3卷 [M]. 北京：人民出版社，1960：286.
❷ 马克思，恩格斯. 马克思恩格斯全集：第26卷Ⅲ [M]. 北京：人民出版社，1974：139.
❸ 马克思，恩格斯. 马克思恩格斯全集：第26卷Ⅲ [M]. 北京：人民出版社，1974：176.
❹ 马克思，恩格斯. 马克思恩格斯选集：第3卷 [M]. 北京：人民出版社，1972：552.

物质性的事物为载体成为一种不依赖于人的、与人相对立的客观现象时，是可以被看作是客观事物的。这时，特定的精神现象与人所形成的意义关系，即它能否满足主体对精神性事物的需要和要求的价值关系，就完全是一种并不以人的意志为转移的、具有客观性的关系了。

最后，这种相互作用对于主体的意义——主体的实际需要和要求是否真正得到满足，这显然也是一种只能依据客观实际的情况才能给予确定的客观事实。

由于价值关系的各个构成要素都是客观的，所以我们可以认为价值事实是一种客观现象。

杜威则认为评价是对关系的评价，"关系"是价值评价的对象，他认为这样的关系也具有客观性。杜威认为关系是在欲望指导的行为过程中建立的，它是一个具有可观察性的事实命题。杜威特别注重对评价的因果动态分析，强调利用理智方法对因果进行评价，它的评价对象是因果关系而非效果。有人认为杜威的价值评价对象是对行为效果的评价，造成这种误解的原因是把价值评价的对象和评价标准混淆了。对效果的分析是杜威评价理论中的判断标准，而非是价值评价的对象。

然而，杜威所谓的价值"关系"真的如他所讲是客观的吗？事实并非如此，表现在"关系"的建立具有主观性。"价值判断就是关于经验对象的条件与结果的判断；就是对于我们的想望、情感和享受的形成应该起着调节作用的判断。"❶ 可见，"价值"只与"人的利益、意识或愿望有关"，所以以此为出发点建立的价值"关系"（原因与结果）具有主观性特征，会随着个人所处的特定环境不同而有所区别。可见，杜威哲学的价值评价对象具有主观性特征。

四、价值评价标准——实践与效果

上一节的论述表明，两种价值理论都反对把价值当成是事物本来具有的"固有属性"，认同价值是因为与人的需要具有联系后才产生的。现在如果有人说一个事物是"好的""有价值"的，有人就会问，你的

---

❶ 杜威. 确定性的寻求 [M]. 傅统先，译. 上海：上海人民出版社，2004：268.

评价标准是什么，这个评价标准是客观的还是主观的，是个体性的还是群体意识承认的。两种价值理论对以上问题做出了完全不同的回答。马克思主义价值理论的评价标准的内容是客观的，也就是对价值本身的定义和理解；杜威的价值评价标准的内容是指事物的原因与结果的关系，具有主观性。从形式上看，价值评价标准是指用外部的手段来衡量价值本身，也就是说"用什么手段和通过什么途径来鉴定某物是否符合尺度的内容规定"，两者在这点上也有所不同，马克思主义价值评价标准是体现客观性、主体性和整体性的实践，而杜威的评价标准是体现主体需求的效果。下面就对两种价值理论关于价值评价的内容和形式进行分析。

首先，从价值评价标准的内容来看，马克思主义评价标准的内容是：它体现的是主体的需要性问题，是从主体生存和发展的角度出发考虑的。主体需要的表现主要包括欲望、愿望、动机、兴趣和情绪等，马克思指出，"这些个人所产生的观念，或者是关于他们对自然界的关系的观念，或者是关于他们之间的关系的观念，或者是关于他们自身的状况的观念。显然，在这几种情况下，这些观念都是他们的现实关系和活动、他们的生产、他们的交往、他们的社会组织和政治组织有意识的表现，而不管这种表现是现实的还是虚幻的"❶。就是说，人们对人与自然界的关系、人与人的关系、人与自身的关系的评价是人们对社会现实的反映和评价，实际上就是主体把客体事实同自己本身的事实联系起来的思考和反映。由此出发，"我们判断一个人不能以他对自己的看法为根据，同样，我们判断这样一个变革时代也不能以它的意识为根据；相反，这个意识必须从物质生活的矛盾中、从社会生产力和生产关系之间的现存冲突中去解释"❷。也就是说，要根据人们的社会存在而不是根据他们的意识，用具体的历史条件和人们行为的客观基础来解释他们的行为，进行评价。因此，马克思主义价值理论认为，主体的需要会受到主

---

❶ 马克思，恩格斯. 马克思恩格斯选集：第 1 卷 [M]. 北京：人民出版社，1995：72 注①.

❷ 马克思，恩格斯. 马克思恩格斯全集：第 13 卷 [M]. 北京：人民出版社，1962：9.

体存在、生存、发展等客观条件的制约，同时无论是物质的需要、精神的需要还是物质—精神综合的需要，都从根本上同人的社会存在相联系，所以它有着不依赖于人的主观意志为转移的客观性。这是马克主义价值理论的立足点。

杜威的价值评价理论认为，评价的内容是对获取事物条件关系的判断，这个关系是在价值主体与环境相互作用时产生的。在这里，他运用的是自然主义的方法，认为这个关系是能够被我们的经验所观察到的。评价是一个事实命题，其内容毫无疑问具有客观性。但是，从杜威的评价理论中可以看到，评价是在一定条件下的评价，其实这样的条件就表现为个体性特征，因为每一个人所处的条件都会不同，这种条件下的评价具有个人主观倾向性。以"我应该买什么样的衣服"为例，摆在我们面前的就有不同角度的判断：价格是否贵？衣服对于我来说是否适合？衣服是否耐用？对于个人来说如何判断，是选择耐用的还是选择合适的？等等。个人在进行衣服的选择时，这些特征会进入主体的判断范围内，至于选择哪个标准则是依据自我的行动目的，如选择耐用的，那么，是否耐用就是价值评价的标准？显然，这样的评价标准容易导向主观主义。

其次，在价值评价标准的形式上，马克思主义价值理论认为，评价的标准是实践，"人应该在实践中证明自己思维的真理性，即自己思维的现实性和力量，自己思维的此岸性"❶。马克思主义价值理论认为，价值评价的形式——实践，既强调主体需求的客观性，又强调主体的整体性；而杜威的评价是从效果上来判断。价值评价的形式——效果，只强调评价主体需求的必要性，而忽略评价主体的整体性，这也是为什么有人把他的哲学称作是个人主义的原因。

马克思主义价值理论认为，从价值的"两个尺度"来看，客观事物与主体发生联系，以及在多大程度上发生关联，需要和被需要之间是否实际上形成被满足和满足的联系，都是由实践具体地发生的。"行动的

---

❶ 马克思，恩格斯. 马克思恩格斯选集：第 1 卷 [M]. 北京：人民出版社，1995：55.

结果是对主观认识的检验和真实存在着的客观性的标准"❶。实践是唯一的真理标准，也是价值评价的标准。列宁说："必须把人的全部实践——作为真理的标准，也作为事物同人所需要它的那一点的联系的实际确定者——包括到事物的完满的'定义'中去。"❷ 实践是"事物同人所需要它的那一点的联系的实际确定者"，也就是说，实践是价值和价值关系的实际确定者。没有一定的实践和实践方式，主体与客体之间的需要与满足的关系就无从表现，客观的价值标准就无法确定。同时，马克思主义价值理论强调，需要具有主体性特征，但它不是完全个体主观化的价值评价标准，相反，它体现的是整体主体的价值标准，也就是说，它不是依据个人需求来确立评价标准，而是体现社会整体——人类主体的需求标准。"人天生就是社会的生物……只有在社会中才能发展自己真正的天性，而对于他的天性的力量判断，也不应当以单个个人的力量为准绳，而应当以整个社会的力量为准绳。"❸ 人的主体力量来自于社会联系。因此，马克思强调："我们对于需要和享受是以社会的尺度，而不是以满足它们的物品去衡量的。"❹ "任何一种东西，必须能够使人民群众得到真实的利益，才是好的东西。"❺ 因此"共产党人的一切言论行动，必须以合乎最广大人民群众的最大利益，为最广大人民群众所拥护为最高标准"❻。

杜威认为评价标准的形式是行动的效果，侧重于评价的主体性特征和动态性特征。行动本身是依据主体的客观需求而产生的一种实践活动，换句话说，行动本身也是一种实践，"看一下这个概念的历史就会更加明白实用主义的意义。实用主义这个词是从希腊的一个词 paypa 派生的，意思是行动。'实践'（practice）和'实践的'（practical）这两个词就是从这个词来的"❼。杜威认为实践要避免主观倾向，以此来保证

---

❶ 列宁. 列宁全集：第38卷［M］. 北京：人民出版社，1986：235.
❷ 列宁. 列宁选集：第4卷［M］. 北京：人民出版社，1972：453.
❸ 马克思，恩格斯. 马克思恩格斯全集：第2卷［M］. 北京：人民出版社，1957：167.
❹ 马克思，恩格斯. 马克思恩格斯全集：第6卷［M］. 北京：人民出版社，1961：492.
❺ 毛泽东. 毛泽东选集：第3卷［M］. 北京：人民出版社，1991：865.
❻ 毛泽东. 毛泽东选集：第3卷［M］. 北京：人民出版社，1991：1096.
❼ 威廉·詹姆士. 实用主义［M］. 北京：商务印书馆，1983：26.

评价的客观性，这样的评价应当是从预见的目的与实践效果之间进行评价。"有一些不确定的有影响的谚语表明，不应该把需要和兴趣当作是第一次出现就是最后的结果，而应当是作为手段来看待，即评价它们、形成客观理论或目的性观点，应当依据在实际活动中将要产生的结果。"❶ 在这里，实践的效果是客观存在的，要保证的客观性就是确保预见中的目的的客观性。杜威的做法是以理智控制方法确保预见性目的的客观性，把需要建立在理智判断的基础之上。

杜威的价值评价形式是引导个人将要实施行为的标准，可以通过理智对条件（因果关系）进行控制和把握，具有预测性，所以具有面向未来性。但是杜威理解的理智活动主要是认知活动，而不是实践活动。杜威虽然重视价值问题的理性方面，但始终没有上升到唯物主义实践论的高度，对价值的社会性、历史性重视不够。

五、价值实现的根据与价值实现的方式

在马克思主义哲学看来，价值实现本质上是一个实践的过程，"人应该在实践中证明自己思维的真理性，即自己思维的现实性和力量，自己思维的此岸性"❷。这是因为，价值实现是实践活动的根本目的。实践作为价值实现的根本方式，其根据在于，"既然我们自己能够制造出某一自然过程，使它按照它的条件产生出来，并使它为我们的目的服务，从而证明我们对这一过程的理解是正确的，那么康德的不可捉摸的'自在之物'就完结了"❸，"当我们按照我们所感知的事物特性来利用这些事物的时候，我们就让我们的感性知觉的正确性受到确实可靠的检验。如果这些知觉是错误的，那末我们关于这种事物可能有什么用途的判断必然也是错误的，我们的尝试必然要失败"❹。列宁也说："在唯物主义者看来，人类实践的'成功'证明着我们的表象和我们所感知的事物的

❶ John Dewey. Theory of Valuation [M]. Chicago：The University of Chicago，1939：32.
❷ 马克思，恩格斯. 马克思恩格斯选集：第1卷 [M]. 北京：人民出版社，1995：58.
❸ 马克思，恩格斯. 马克思恩格斯选集：第4卷 [M]. 北京：人民出版社，1972：221.
❹ 马克思，恩格斯. 马克思恩格斯选集：第3卷 [M]. 北京：人民出版社，1972：386－387.

客观本性的符合。"❶ 实践的结果是成功还是失败，一方面表明了真理性的肯定或否定，另一方面表明了价值的肯定或否定，并且两者之间有因果关系。实践使主客体之间形成了实践关系、认识关系和价值关系。实践关系、认识关系的产生和解决是以解决价值关系为目的的，而价值关系的解决只能是依赖于实践和认识活动。"事实上，人的目的是客观世界所产生的，是以它为前提的"❷，"外部世界、自然界的规律，乃是人有目的的活动的基础"❸，因此价值目的与真理的统一是影响实践成败的重要因素，解决好实践关系的前提是首先要在认识上解决好主客体之间的真理关系和价值关系问题，即首先要认识实践得以成功的真理尺度和价值尺度。

在实践活动中，价值实现的要求作为一种客观尺度与真理尺度一起制约着实践的全部进程。价值实现的要求在实践中通常表现为实践的价值目标，价值目标是以价值意识对实践的驱动、导向和制约作用的形式对实践发生作用的。由于价值意识是人们对价值现象认识的产物，因而价值意识是有正确与错误之分的。因此，在实践活动中，确保用正确的价值意识与相关真理一起来指导实践，成为决定实践成败的关键因素。正如列宁所说："认识只有在它反映不以人为转移的客观真理时，才能成为对人类有机体有用的认识，成为对人的实践、生命的保存、种的保存有用的认识。"❹ 没有这种真理性的认识，就不能形成正确的价值目标。任何成功的实践都必然是真理尺度和价值尺度的辩证统一，而价值尺度的确立从根本上说是依赖于对相关真理的把握，物的"有用性不是悬在空中的，它决定于商品体的属性"❺，我们的价值尺度必须要建立在可靠的真理之上。目的的合理性，归根到底取决于人的需要与客观规律的统一性。

然而，杜威基于对价值的个体性理解和关注个人行动的理智性方

---

❶ 列宁. 列宁选集：第 2 卷 [M]. 北京：人民出版社，1972：139.
❷ 列宁. 哲学笔记 [M]. 北京：人民出版社，1974：201.
❸ 列宁. 哲学笔记 [M]. 北京：人民出版社，1974：200.
❹ 列宁. 列宁选集：第 2 卷 [M]. 北京：人民出版社，1972：139.
❺ 卡尔·马克思. 资本论：第 1 卷 [M]. 北京：人民出版社，1975：48.

法，提出了对价值实现的根据和方式的不同见解。对于价值如何实现，杜威认为要由"预见中的目的"来指导才能使价值得以实现，"预见中的目的"则是在观察、试验、推理等理智方法下确立的，这就要求理智的方法要遵守自然的法则。"人发现他自己生活在一个碰运气的世界。他的存在，说得粗俗一些，包括着一场赌博。"❶ 在这里，杜威强调经验世界的动荡不安，要逃避这样的不安，就需要一种方法来获得安定，这个方法就是理智的方法，是把握自然规律的方法，用这一方法来指导行动。可以看出，杜威价值理论也强调对客观规律的符合，但这种客观的自然法则的运用，目的是建立可预见的价值目的，以保证其更加合理，这是使规律为人所用，是物向人靠拢。在马克思主义价值理论中，实践的真理尺度和价值尺度要求我们在价值意识指导下的行为要符合客观规律，价值实现要受相关真理的制约，也就是说物的尺度要求我们的需要要符合客观的规律，强调的是规律的客观性，是人向物靠拢。列宁说，"在唯物主义者看来，人类实践的'成功'证明着我们的表象和我们所感知的事物的客观本性的符合。在唯我论看来，'成功'是我在实践中所需要的一切"❷，实用主义在真理与价值的关系问题上就是这样的一种唯我论。同时，实践要满足主体的需求，还受人的内在价值尺度的制约。马克思指出，人在劳动时，"他不仅使自然物发生形式变化，同时在自然物中实现自己的目的，这个目的是他所知道的，是作为规律决定着他的活动的方式和方法的，他必须使他的意志服从这个目的"❸。这里清楚地表明，作为实践的内容之一，目的是主体活动的内部规定性，是起着决定活动方向作用的客观因素。"目的的活动不是向着自己……而是为了通过消灭外部世界的规定（方面、特征、现象）来获得具有外部现实性形式的实在性。"❹ 就是说，目的活动的特点，是使客体接受、服从和服务于主体的规定，是使客体主体化的活动。所以，两种价值理论中，自然规律的制约性体现的侧重点不同。

---

❶ 约翰·杜威. 经验与自然 [M]. 傅统先，译. 南京：江苏教育人民出版社，2005：28.

❷ 列宁. 列宁选集：第2卷 [M]. 北京：人民出版社，1972：139.

❸ 马克思，恩格斯. 马克思恩格斯全集：第23卷 [M]. 北京：人民出版社，1972：202.

❹ 列宁. 哲学笔记 [M]. 北京：人民出版社，1974：230.

第三节　对杜威价值哲学思想的总体评价

从价值论的角度深入研究杜威思想，有助于全面认识杜威的哲学，揭示实用主义哲学的实质；认识杜威在哲学价值理论上的贡献及其局限性，也有助于促进我国价值哲学研究的深入发展。

一、杜威价值理论的积极意义

一种哲学思想能够在理论和现实生活中产生广泛的影响，必定有其价值和合理性。杜威价值理论的积极意义表现在以理智的方法反对习俗权威，倡导行动，注重理论的实效性，强调国家和社会是个人交流的联合体，重视教育，并且对后现代主义哲学的发展产生了实际的影响。

1. 对后现代主义哲学的影响

杜威价值哲学的出发点是对确定性的形而上学传统的反对，当经验主义和理性主义在各自领域的发展面临困境时，杜威没有走向价值直觉主义，而是提出了自己的方法来改造哲学，尽管他的经验主义与自然主义结合的改造方法还有许多问题，但他指出了形而上学哲学传统中存在的问题，这一点毫无疑问是有积极意义的。后现代主义哲学的发展也是建立在对形而上学传统的批判基础上的。

杜威认为形而上学的哲学传统设定了普遍的、固有的价值，不论是经验主义的传统还是理性主义的传统都是建立在形而上学之上的，"因为有一点他们都同意，即承认法则的唯一和最后的来源"[1]。这个传统导致经验与自然、价值与评价、手段与目的等都是处在分裂状态的，使得我们没有办法来理解现实的动荡生活，只能面临生活的不安。

杜威通过对经验和价值的重新解释来沟通这样的分裂。杜威认为，经验并不是"先在"知识的表现，从经验主义方面看，经验是在人们的欲望、需求、兴趣等动机条件下产生的，体现着一种主观性特征，这样看来经验与心理情绪等因素相联系；从自然主义方面来看，经验是在人

---

❶　约翰·杜威. 哲学的改造［M］. 张颖，译. 西安：陕西人民出版社，2004：92.

与自然的交互作用过程中产生的，具有自然性的特征，经验是与自然存在的事物相联系的。由此杜威得出结论，经验与自然本来就是连续的，本身就不存在分裂。

在价值领域中，杜威认为价值不是事物"固有的""本质的"属性。以往对价值也有两种不同的认识，经验主义和自然主义认为价值是感官所享有的"直接的好"，这种价值理论最终滑向了彻底的主观主义；理性主义完全把"善"和"好"当作先在的存在，价值是永恒不变的。杜威认为这种分裂也是不存在的。价值是因果关系的表达，关系的产生是在人的需要和欲望下引起的行动所导致，价值体现了人的需求性一面；同时，人的欲望不是本能的冲动，而是在理智判断下形成的，所以价值又有客观因素介入。可见，价值与评价、手段与目的问题在杜威看来是一个连续的整体，而不是分裂的。

杜威用经验化解二元论的哲学改造方法，使他没有走向摩尔的"价值不可定义"的直觉主义，也没有走向人本主义的自然主义学派。他另辟蹊径的方法引起了后现代主义的关注，后现代主义的一个根本特点就是反对形而上学，用经验化解二元论仍被认作是一种基本的立场，这不是与杜威的巧合而是历史的必然。按照理查德·J. 伯恩施坦的观点，后现代主义对于二元对峙思维方式的批判和怀疑，与实用主义有极相似之处。实用主义者是比许多所谓的"后现代派"更好的后现代主义者。因为当后现代派思想家在谴责普遍性、同一性和整体性，并赞扬具体性、差异性和片断性时，许多人又退回到粗浅的二元式思维的窠臼中。❶ 像杜威这样的实用主义者在经验论层面上已经彻底地拒斥了二元论，这正是杜威经验论具有穿透力的地方。

杜威的哲学对后现代主义者罗蒂的影响是非常大的，罗蒂"也常常把自己称作实用主义者或杜威主义者"❷。罗蒂的"反基础主义"无疑是对杜威拒斥形而上学及其二元论工作的一种继续。他说：西方哲学中

---

❶ 理查德·J. 伯恩施坦. 实用主义的复兴［M］//赵汀阳，贺照田. 学术思想评论（第一辑）. 沈阳：辽宁大学出版社，1997：402 – 403.

❷ 理查德·鲁玛纳. 罗蒂［M］. 刘清平，译. 北京：中华书局，2003：10.

所有那些二元对立观念——实在与表象，心灵与肉体，理性的严谨与感性的拖沓，符号学的井井有条与符号衍义过程的漫无头绪——都可以废除。它们不应被综合成更高程度的统一体，而是应当被遗忘。❶

罗蒂把自己从事的工作称为"后哲学"，之所以以这样的名称来命名，是因为虽然实用主义反对柏拉图以来的哲学传统，但罗蒂指出实用主义没有提出一个非柏拉图式的崭新的哲学道路。罗蒂想继续杜威的哲学路径，又想与杜威相区别，所以采用了"后哲学"一词。什么是"后哲学"？罗蒂指出，就是反对永恒的思想，这个思想就是反形而上学的思想。"'后哲学'一词中的前缀'后'可以表明，罗蒂拒绝这样的一种观念，这种观念把哲学看成是'对于某些明确的、永恒的、（深层次）问题所展开的研究，而哲学教授们则拥有某种道义上的责任，应当坚持不懈地探讨这些问题，即关于存在的责任、人的本性、主体与客体之间的关系、思想与语言、必然真理、意志自由等问题'。"❷ 杜威的理智科学方法也被罗蒂所接纳，作为一名后现代主义者，"罗蒂也不是一位狂热的反对科学者。理解事件之间的因果性联系，作为解决问题的一种实践新方法，毕竟也是很重要的。罗蒂指出：'……像杜威这样的实用主义者，总是从理论科学家转变为工程师和社会工作者——这些人努力使人们生活得更舒适、更安全，而把科学和哲学当作实现这个目的的手段加以运用。'"❸

2. 以理智的方法反对习俗权威

杜威反对"先在"的知识观，这种知识观把"善"的、"好"的看作是不变的和不容置疑的，具有圆满的性质。杜威反对的原因是，这样的知识观，其结果是我们只能对它敬仰、敬畏和向往，是不容我们改变的。这种知识在现实生活中的表现就是"直接"的经验，经过积累和浓缩会变成现实生活的习惯和习俗，延伸到社会道德领域，其结果就是导致人们认为习惯和习俗只能敬仰和向它靠拢，不能改变它，只能屈

---

❶ 罗蒂. 实用主义之进程［M］//柯里尼. 诠释与过度诠释. 王宇根，译. 北京：三联书店，1997：113.

❷ 理查德·鲁玛纳. 罗蒂［M］. 刘清平，译. 北京：中华书局，2003：11.

❸ 理查德·鲁玛纳. 罗蒂［M］. 刘清平，译. 北京：中华书局，2003：43-44.

从它。

在实际生活中，人们的行为受到社会流行的习俗影响，这些习俗本身构成了一整套的价值标准，慢慢地在其影响下，把习俗内化为自己的习惯，道德标准也会受到它的影响，我们做还是不做某事，听从还是不听从别人的意见，都要符合社会的风俗。同时，社会在客观地发生着变化，这就要求道德标准要有自我调整的能力，这个能力体现在能够掌握理智的方法，理智的方法具有打破旧习俗的力量。"旧方法都是根据权威，根据习俗，根据成见，或全是演绎，把思想放在自己一方面，只要在自己方面为有条理、有意义，至于同事实符合不符合，它一概不负责任。实验的方法，就不是这样了。对于习俗成见，总要做出一点事体来。'做'就是实验。"❶

杜威通过对风俗习惯的经验方式解释，指出以往的价值判断是在习惯或权威影响下的判断。杜威认为，判断善恶对错应当依靠理智的方法，虽然有时判断会受到习俗和习惯的影响，但最终价值判断不是依靠社会权威和习惯，而是依靠理智的方法。理智的方法不是以个人的好恶作为价值判断的标准，它同客观知识一样是可观察的。在道德领域中，道德的建立以及个人的需求、欲望和兴趣都是具有可观察性的，所以在道德领域理智的方法是可行的。在道德领域中，理智方法是一种反省的方法，在反省和探究的过程中，任何道德事实都是被评价的对象。行动的目的不是完全的欲望和冲动，而是在事实判断基础上形成预见中的目的。

杜威把他对习俗的理解方式运用到他的社会政治哲学中，强调每一个有理智的人都是社会发展的力量，社会的发展是靠多元力量推动的。同时，习俗等社会价值标准会在不同的发展时期又凝聚成新的习俗，这个新的习俗在新的时期又在不同主体那里形成合力。杜威的这一思想在一定程度上看到了历史发展的合力作用，这也是符合社会历史发展规律的。

---

❶ 袁刚. 民治主义与现代社会——杜威在华讲演集 [M]. 北京：北京大学出版社，2004：338－339.

3. 倡导行动

杜威在沟通传统哲学的经验与自然、价值与评价的分裂等问题时，是建立在对经验的自然主义解读方式上的。传统哲学把经验看成是变化莫测的、偶然性的东西。杜威把进化论中的有机体与环境互动的理论引入经验概念中，经验是在人与自然互动中获得的，这个互动就是行动。在杜威看来，经验是在行动中和在理智的评判中获取的。

杜威说我们需要行动，行动并不危险，因为行动是在"预见性目的"指导下的行动，换句话说，就是指导行动的目的是经过反思、理智考察的。他认为应当不畏艰险，大力倡导行动。"这种重视行动和人的创造性的哲学，反对消极无为和害怕失败的观念，主张不断进取、敢于冒风险、敢于奋斗，显然具有一定的积极意义"。❶同时，杜威认为要看到行动的主体是个人，行动是个人的行动，在这里突出了经验的主体性和创造性。于是，行动主体性又把杜威哲学拉回到现实生活中，强调哲学要转向现实生活和实践。

杜威哲学的根本特点在于反对二元论哲学下的理论和实践的分裂，强调人所面对的、生活于其中的、作为认识对象的世界是人的视野（经验）中的世界，是经过人的作用和改造（人化）的世界，而不是人以外的世界。尽管他远没有像马克思那样揭示人的生活和实践的社会性和历史性，但毕竟超越了近代哲学思维方式的界限，也更加符合现代科学的精神。正如美国学者伯恩斯坦所指出的："杜威的一生体现了思想与行动的一致；他的最深刻的思想信念是在对人的实际事务的经验中形成的。直到他生命的终结，他都追求着把智慧和理性运用于解决最严峻的社会问题。杜威甚至表明过，'总体来说，影响我的因素更多地来自于人和现实的情形而不是书本……'。假如我们要理解杜威其人、其哲学，那么我们必须了解人与情形如何形成了他的观念。"❷

4. 真理与工具

杜威从操作主义的方式来理解真理问题，把真理等同于对观念实施

---

❶ 元青. 杜威的中国之行及其影响［J］. 近代史研究，2001（2）：144.

❷ Richard Bernstein. John Dewey［M］. New York：Washington Square Press，Inc.，1966：23.

的有效性，这种有效性被归结为个人主体的有效性上则有了个人主义倾向。但通过他对观念的操作主义理解，从行动（操作）上对观念进行评价，也可以看出与马克思主义哲学的实践—认识—再实践—再认识的认识路线颇有相近之处。特别是他强调重视概念与经验事实的关系，这种以效用为中心的哲学，对于反对符合论、形式主义、重名轻实的观念和思维方式，大有裨益。

杜威认为真理就是经过行动后证明对预期的观念有效，"如果观念、意义、概念、见解、理论和体系对于特定环境的积极改造，对消除某个特殊麻烦和混乱具有工具般作用，对其效力和价值的检验就在于这项工作的完成。如果它们成功了，就可靠、健全、有效、好而真实"❶。杜威的真理观是建立在反对先验的真理观之上的，他认为真理在人们经验范围之内，而不是先验存在的。杜威通过对观念的经验考察发现，观念是在行动（操作）中建立起来的。既然观念是依靠行动建立的，那么判断"真"的标准是看这个观念能否在行动中取得效果。这一点与马克思主义哲学关于在实践中检验真理有相似之处。但是，杜威认为真理是有效用的工具，理论并不是某种绝对的物质或精神存在的反映，而是一种用来作为行动导向的方便的假设，即作为人们应付环境的工具。有用即真理，无用即谬误。由于人的处境、目的不同，他们对作为行为工具的思想、理论的要求也不同，因而真理不是唯一的、绝对的，而是多元的、相对的。在一点上，杜威的真理观是主观主义的，否定了真理的客观性，否定了真理是对客观对象的正确反映的唯物主义反映论，必然导致相对主义。

杜威的真理观反对把主体和客体对立起来的符合论，因为在杜威那里，观念与自然、主体与客体是联系的和连续的。"我自己的见解是从操作的意义上去理解'符合'的。这个意义除了独特的认识论上事例以外，对一切事例都是适用的。在认识论上的事例中，人们假定有一种在一个'主体'和一个'对象'（或译客体——译者）之间的关系。我们从操作的意义上把符合当作是解答（answering）的意思，好比一把钥匙

---

❶　约翰·杜威. 哲学的改造［M］. 张颖，译. 西安：陕西人民出版社，2004：89.

打开了一把锁所设置的条件"❶，他所说的符合是行动效果与预期的观念之间是否相符合。在对观念的操作过程中，真理与价值变成连续的了。把真理与价值等同起来，这是我们所反对的，但杜威这种反符合论的解释方式对我们是有借鉴意义的。

5. 个人主义与整体主义

杜威虽然把提倡个人主义当作其道德和人生理论的出发点，但他所谓个人主义指的是充分发挥作为个体的人的能动性和创造性，而不是维护个人私利。他认为对个人利益的追求要受到社会、集体的限制，私利要服从公益。为此，他激烈批判西方社会中普遍存在的极端利己主义和享乐主义，即他所谓的"经济个人主义"，要求建立一种超越这种局限性而专注发挥个人能动性和创造性的"新个人主义"。因此，仅仅从个人利害关系的角度来理解杜威的个人主义观点是不够全面的。

19 世纪末 20 世纪初，随着美国经济由自由资本主义向垄断资本主义过渡，大机器生产代替了手工业，科学技术的发展使得美国"已经稳步地从早期开拓者的个人主义进入了占统治地位的联合化时期"❷，早期拓荒的个人行动已被组织和合作的趋势所代替，传统的旧的个人主义与垄断资本主义经济的发展产生了冲突，人们感觉在现实生活中变成了工业的附属物，个人与社会之间的冲突越来越激烈，旧个人主义已经不能适应时代的需要。杜威认为造成这种结果的原因是，我们把个人当成了具有优越性、圆满性的一种先在的本质力量的展开，这种认知方式一方面会凸现个体差异性，另一方面会把个人看成是一个孤立的个体。其结果就是把个人与社会对立起来。于是，他在对旧的极端个人主义批判、反思的基础上，提出了他的新个人主义理论，以解决社会发展面临的困境。新个人主义提倡个人与社会的交往和互动关系，反对旧个人主义对利益的盲目追求，主张充分发挥作为个体的人的能动性和创造性，把人和社会看成一个整体。

杜威认为旧的个人主义是指农业社会以及在工业化社会早期的个人

❶ 约翰·杜威. 人的问题 [M]. 傅统先，邱椿，译. 上海：上海人民出版社，1965：289.
❷ 赵祥麟，王承绪. 杜威教育论著选 [M]. 上海：华东师范大学出版社，1981：287.

主义思想❶，旧的个人主义能够使个体获得地位的认同，有利于打破旧有的法律束缚，并释放人的潜能，"它寻求从法律的束缚下释放人的需要以及满足这些需要的努力。它相信这种释放将激发个人潜在的能力，将自动地把个人的能力组织到各种适当的工作中，并确保他应得的地位和报酬"❷。这种个人主义在拓荒时代毫无疑问是有积极意义的。此外，旧的个人主义会扩展个体的占有欲望，"真正的困难是个人被看做是已有的东西。当然，他只能受到迎合，他的快乐应该被扩大，他的占有应该被增加。当个人被看做已有的东西，可以对他或为他做的任何事只能通过外部效果和附件：快乐和痛苦、舒适、安全的感觉"❸，"这种文化民主化倾向促使每个人意欲实现自己的潜力，从而与技术——经济秩序下的'角色要求'不断发生冲撞。政治领域试图调整这种冲突，以法律、公民权利（包括社会与经济权利）平等原则为轴心，加强政治参予。但是因为平等要求已成为'应享'的权利，为了调配经济体系产生的社会角色及其酬劳的不平等，不得不加紧对经济和社会领域的干涉，这在客观上又与技术官僚体制和追求自我的文化自治构成了紧张关系"❹。因此，在社会化大生产条件下，旧个人主义已经不能适应时代的需要，造成了个人与社会的冲突。

杜威提出了他的解决方案，就是新个人主义，提出要重新认识"个人"与"社会"的关系。

首先，他提出要反对在个人与社会关系上的三种观点：极端个人主义、极端社会主义、社会有机体论。这三种理论都建立在关于一般本质概念的基础之上，是形而上学的表现形式。极端个人主义认为社会必须为个人而存在；极端社会主义把人看成了国家的附属物，个人的行为以国家为最高目的，对此杜威指出个人的行为"不能被贬低为为国家增光

---

❶ 约翰·杜威. 新旧个人主义——杜威文选 [M]. 孙友中，等译. 上海：上海社会科学出版社，1997：83.

❷ 宋希仁. 西方伦理思想史 [M]. 北京：中国人民大学出版社，2003：440.

❸ 约翰·杜威. 哲学的改造 [M]. 张颖，译. 西安：陕西人民出版社，2004：111.

❹ 邹广文，赵浩. 个人主义与西方文化传统 [J]. 求是学刊，1999（2）：17.

的工具"❶；社会有机体论认为人的行为是在粗浅经验指导下的行为，杜威认为它没有看到人的智慧的作用。

其次，杜威指出要重新认识"个人"与"社会"的关系，这是他的新个人主义理论所要解决的关键问题。当然，杜威并不反对个人主义，只不过是建立一个不同于以往的个人主义，"个人主义依然印在我们的旗帜上，而且人们努力使之成为一个战斗口号"❷。杜威认为，个人和社会不是传统形而上学所认为的确定的事物。如果从一般概念上理解个人和社会，就会把它们看成不变的事物，"它们（指具有普遍意义上的概念——笔者注）封闭它。它们不是在弄清具体社会困难时可以运用和检验的工具"❸。杜威认为社会和个人是变化的和经验的，"正如'个人'不是一件事物，而是总括了在共同生活影响下产生并被认可的各种各样人性的特殊反应、习惯、性情和力量，'社会'一词也同样。社会是一个词，但是不确定的许多事物。它包括人由于联系在一起而共同分享经验，建立共同利益和目标的所有方式"❹，这是杜威对社会和个人的理解。

建立新的个人主义，就是改变以往对国家权威地位的认可，把国家当作人们行动和交往的联合体，国家和个人的关系就是交流的关系，这种交流工作是建立在理智判断之上的，而不是只考虑眼前利益的盲目意识。"善"只有在人们的交流过程中才能存在和保持。个人不再是孤立的个体，国家和个人以交流的方式结合成为一个整体。这种整体主义的方式，对缓解垄断资本主义时期个人与国家、个人与社会的冲突，是有积极意义的。

---

❶ 约翰·杜威. 哲学的改造 [M]. 张颖，译. 西安：陕西人民出版社，2004：116.

❷ 约翰·杜威. 新旧个人主义——杜威文选 [M]. 孙友中，等译. 上海：上海社会科学出版社，1997：64.

❸ 约翰·杜威. 哲学的改造 [M]. 张颖，译. 西安：陕西人民出版社，2004：108.

❹ 约翰·杜威. 哲学的改造 [M]. 张颖，译. 西安：陕西人民出版社，2004：114.

6. 哲学与教育

杜威是位非常重视教育的哲学家，被称为"西方的孔子"❶，其哲学思想和教育思想息息相关，他曾宣称"哲学是教育的理论，用意在于指导行为"❷，"教育是实验室，在实验室里，哲学派别的区分就具体化了，且根据教育来检验这些区分"❸。

对杜威而言，哲学是教育的理论基础，而教育是哲学的实践，哲学与教育不可分割。"如果我们愿意承认，教育是在迈向自然及人群时，塑造基本智力性格及情绪性格的过程，则哲学可以定义为'教育的一般理论'"❹，"教育哲学并非一种现成观念的外在应用，也不是在教育的实际系统中有截然不同的本源及目的，它只不过是将当代的社会生活所遭遇的困难、人们到底要采取什么正确的心态和道德习性等问题，予以清楚地描述与说明而已。"所以，"最鞭辟入里的哲学定义，是教育理论中最具普遍性、共性的方面"❺。

在杜威看来，真诚的教育就是哲学。杜威的教育理论强调教育即生长、学校即社会、以学生为中心、从做中学，包含了符合教育教学规律的诸多内容，具有普遍的指导意义。下面就从教育的本质、教育的目的、教育的对象、教育的基本内容和教学的基本方法等方面来看一下杜威的教育哲学思想。

---

❶ 蔡元培. 在杜威博士之 60 生日晚宴会上之演说［M］//沈益洪. 杜威谈中国. 杭州：浙江文艺出版社，2001：329－330. 1919 年 10 月 20 日，杜威 60 岁生日之际，那天恰巧是农历上的孔夫子的诞辰日，蔡元培在杜威生日宴会上发表演说，将杜威与孔子相提并论，称杜威为"西方的孔子"。蔡元培简要地评价了杜威哲学，认为它是由康德的实证哲学、达尔文的进化论和詹姆士的实用主义递演而成，并比较了杜威哲学与孔子学说的异同。认为二人都是平民教育家，主张教育平等，因材施教，注重个性，经验与思想并重。不同点在于孔子主张尊王，主张述而不作，认为女子难养；而杜威主张平民主义，鼓励创造，主张男女平等。

❷ John Dewey. Democracy and Education：An Introduction to the Philosophy of Education ［M］. New York：The Macmillan Company, 1916：387.

❸ John Dewey. Democracy and Education：An Introduction to the Philosophy of Education ［M］. New York：The Macmillan Company, 1916：384.

❹ John Dewey. Democracy and Education：An Introduction to the Philosophy of Education ［M］. New York：The Macmillan Company, 1916：383.

❺ John Dewey. Democracy and Education：An Introduction to the Philosophy of Education ［M］. New York：The Macmillan Company, 1916：386.

1）教育的本质

杜威从他的哲学观出发对"教育"形成了独到见解。在他的哲学观中，杜威认为传统的先验的哲学随着现代实验科学的发展已经破灭，传统的理性的"先在"和"先有"的哲学所预设的"实在"是不存在的。但在教育领域中，传统的哲学思想仍然占统治地位，就是把教育仅仅看作"先有"知识的传播，知识传播者在教育中居于主导地位，拥有权威，受教育者就是学习知识，而不是去创造和发展知识。传统哲学观条件下的教育是稳定的和没有变化的，是对过去的回忆，这种教育是有问题的，而杜威看来，教育是面向未来的。因此，他坚决反对身心分离的二元论式的思考方法和教育结构，批判历史，批判当代以传统为主的发展。他认为教育本身是一种生活方式，而不是为个人以后的生活做准备。教育的要义在于使作为个体的人通过学习，逐渐融入"共同体"（Community）的过程。由此，他提出教育即生长、教育即经验的改造或改组、教育即生活等观点。

（1）教育即生长。杜威认为，教育即是生长（Education is Growth），除了生长本身，没有其他目的，衡量学校教育的成效，就是看它是否能提供个体不断的生长。杜威称，生长的条件有二：第一是未成熟（im-maturity）的状态，指有机体具有继续发展的能量与潜力。发展和生长是循序渐进的，每一阶段有每一阶段的生长现象，每一时期有每一时期的需要。因此，不能以成人做固定的标准来衡量儿童时代。第二，在未成熟的状态下有两种特性：依赖性和可塑性（dependence and plasticity）。儿童的可塑性大，能学习许多事物，有能力来存留一种经验以利于处理其后情景所生的困难。换句话说，有能力根据先前经验的结果来修正行动，有力道来发展心态。❶ 这种能力，杜威称其为从经验中学习（learn from experience）的能力。这种教育观有个前提，就是认为知识的获得是可以在后天培养的，而不是先天的所谓的爱好。经验的学习是在于学习者对习得的结果的判断之上建立起来的，好的经验结果的判断会促使知

---

❶ John Dewey. Democracy and Education：An Introduction to the Philosophy of Education ［M］. New York：The Macmillan Company，1916：49－50.

识的学习，这样学习者通过判断和结果之间的联系建立学习爱好，这样的爱好通过反复的强化——培养，便促使了自身的知识增长。

（2）教育即经验的改组或改造。杜威从生物学的观点出发，指出经验是人与环境的感受与施为之间的交互作用所构成的。人类在适应环境的活动中，必须以旧经验为基础来解决问题。因此，杜威认为教育就是继续不断地重组经验，使经验的意义格外增加，同时使控制后来经验的能力格外增加。

（3）教育即生活。杜威认为，生活是利用环境使自我更新的历程，教育则是使社会延续不断的方法。"当我们说，教育就是发展，则要问的是'如何'发展。指出生活就是发展，而正在发展，正在生长，就是生活。"❶ 生长的事实离不开生活，生长即是生活。生长和生活都是连续的，教育也是连续的。教育是以过去的经验为基础，以现在的生活为内容，以未来的生活为发展方向。

教育即生活，教育就是不问年龄大小，提供保证成长或充分生活条件的事业。要保证继续成长，就要不断改造经验，"教育就是经验的改组或改造。"由此可见，教育即生活、教育即成长、教育即经验的改造，这三句话含义相同，互为表里，这是杜威教育思想的本质内容。

杜威的教育思想与他的民主思想互为依存。杜威认为"教育即民主，民主即教育"。在杜威那里，民主是一种普遍的生活方式，而不仅仅是一种政治生活方式。"民主不只是政府的形式而已，基本上它是组合生活的模式，也是相互交换经验、互通有无的生活模式。"❷ 真正的社会是一个互相联系贯通的社会。杜威认为衡量教育及其组织有两个标准。这个标准就是：社群成员分享社群利益的人数之多寡；社群之间的互动是否充分和自由。这两个因素都指向民主。这就是民主式的社会。❸

---

❶ John Dewey. Democracy and Education：An Introduction to the Philosophy of Education ［M］. New York：The Macmillan Company，1916：59.

❷ John Dewey. Democracy and Education：An Introduction to the Philosophy of Education ［M］. New York：The Macmillan Company，1916：101.

❸ John Dewey. Democracy and Education：An Introduction to the Philosophy of Education ［M］. New York：The Macmillan Company，1916：100.

杜威认为教育是民主主义的，他自认为是民主主义教育的倡导者，反对学校教育工作中的独断主义和强制作风；主张在学校里可以自由地检验各种思想、信念和价值；文化遗产、传统和制度都可以成为批评、探索、研究和改造的对象。他认为，民主不是终极性现实，而是一种不断进行的实验，有不断完善的可能。民主永远是民主化的进程和民主化社会的理想。民主观念的养成要靠教育的力量，只有通过教育发展民众的个性和能力，他们才能积极投入"民主共同体"中去。而教育的推动有赖于民主的实践。民主社会的教育应当对所有的公民平等开放，而且应当以公民教育为其核心。民主不仅是教育历程的结果，也是教育历程的方法。这表明杜威对民主持一种理想化的态度。

2）教育的目的

杜威主张教育没有普遍的目的，他认为："教育历程在它本身之外无目的，它就是目的。"❶ 教育的目的包含在被教育者的生活过程中，生活是不断地连续发展，所以各时期各过程的生活充分生长就是下期生活的最好准备，除此之外并无其他的教育目的。教育即生活，生活即发展，发展即生长，在教育上的意思就是，首先，"由于生长是生活的特质，教育就因之全然与继续生长有关，在它之外无目的"❷。教育的历程，除了这个历程自身，没有别的目的，它就是它自己的目的；因为生长除了进一步的生长，和其他事物并无关系，教育除了更多的教育，并不隶属于任何事物。其次，教育的历程，即是继续不断的重组、重建与转型的历程。教育的目的就是增加、扩大经验。教育能增加经验的意义，增进处理以后经验的能力。由于教育是经验不断重组改造的历程，具有"连续性"，所以不宜孤悬教育目的。

总之，杜威反对外在的强制目的和尊重儿童个性的自然发展，因而被认为主张"教育无目的论"。其实，杜威的教育主张并非漫无目标，他的教育无目的论，只是说教育的历程，除了自身，无其它目的。但

❶ John Dewey. Democracy and Education：An Introduction to the Philosophy of Education ［M］. New York：The Macmillan Company，1916：59.

❷ John Dewey. Democracy and Education：An Introduction to the Philosophy of Education ［M］. New York：The Macmillan Company，1916：62.

是，杜威认为教育仍旧有内在的目的，即自己面临需要的目的，而非学校、社会或家长外在的目的，因为成人或机构的外在目的是属于预备未来生活的目的，这种遥远而固定的统一目的，在学习上有缺乏强烈动机、易于拖延或妨碍个性发展的流弊。

所以，杜威的教育无目的，是指教育应贴近受教者的生活经验，结合其想法与需求，使儿童在其置身的活动中，得以不断变迁成长；在此种教育历程中，学生经验会不断重组或改造，教育历程也因而生生不息。这样看来，"教育无目的"只是杜威教育生长说的一种说法而已。杜威主张教育的内在目的，反对教育的外在目的。然而，反对归反对，事实上都没有排拒外在的教育目的。杜威以"生长""发展"为教育之内在目的，实现民主社会，则是外在目的。杜威觉得理想的社会——民主社会不是终极性现实，而是一种不断进行的实验，不断有完善的可能。民主永远是民主化的进程和民主化社会的理想。

3）教育的对象

杜威教育思想的一个重要观点是对平民教育的大力倡导，即所有人❶都有接受教育的权利。教育是使人成之为人的过程，而不应当沦为区分等级、扩大差异、抑制民主、扼杀自由、加深教育不平等性的工具。因此，学校应该成为"培养民主的实验室"。

4）教育的基本内容

杜威的教育理论一向视育人优先于知识积累。他批评学校把教育纯粹当作职业训练，因而忽视了对学生全身心人格培养的作用。杜威认为，学校需要为学生提供的，就是发展他们的能力来思考。人只有在社会活动中保持对存在意义的敏锐思考和好奇，才算是身心合一，而任何社会活动，不分职业高下，知识多寡，都具有人格培养和公民性培养的作用。

5）教学的基本方法

在这一点上，杜威强调以学生为中心。在杜威看来，教育是一种永

---

❶ John Dewey. Democracy and Education：An Introduction to the Philosophy of Education［M］. New York：The Macmillan Company，1916：21.

久事业，是人与环境交互作用的"经验"的不断重组，其目的在于提高人的能力和素质，并使社会得到不断的改良和进化。所以杜威反对美国教育传统，倡导教学法应重视儿童的活动本能和兴趣需要，强调学生学习的内在动机。认为激发学习的兴趣是很有效的教学方法，因此教师应使教材与学生的兴趣密切配合。

杜威主张教学相长，在活动的参与和分享中，教师是学生，而学生也不知不觉地是个教师，双方都在成长。在师生互换的气氛里，越是在不知不觉中进行，效果越佳。❶ 教学相长体现出辩证法。教因学而得益，学因教而日进。教能助长学，学也能助长教，教学相长不只意味着教与学之间对立统一的关系，还意味着教师与学生之间平等的相互促进的关系。

杜威倡导问题教学法。杜威认为最有效的学习是从解决问题中获得，而解决问题必须经过反省思考的历程，思考就是方法，是经验中含有智力且于实际行动中运用智力的方法。❷ "思想是一种意愿十足的努力，在行为及其效应之间找到特有的关系，使二者有继续性。"❸ 所以问题教学法有五个重要步骤：①从生活中发现疑难或问题；②分析问题的关键所在，确定其性质；③思考或提出解决问题的种种假设；④选择最佳的解决办法；⑤经过观察和试验，验证假设的解决方案，供以后解决问题参考。"思考旨在帮助结果的抵达，根据已有的情景提出计划，走到一种可能的停止点。"❹ 这种实证的解决问题的教育方法，是杜威"从做中学"、教育即生活观的体现。经过启发思考，反省检讨和实证的历程，对培养学习者的思考和创造能力非常有益。

通过以上的论述，可以看出，杜威的教育哲学和教育思想，其基本

---

❶ John Dewey. Democracy and Education：An Introduction to the Philosophy of Education［M］. New York：The Macmillan Company，1916：188.

❷ John Dewey. Democracy and Education：An Introduction to the Philosophy of Education［M］. New York：The Macmillan Company，1916：180.

❸ John Dewey. Democracy and Education：An Introduction to the Philosophy of Education［M］. New York：The Macmillan Company，1916：170.

❹ John Dewey. Democracy and Education：An Introduction to the Philosophy of Education［M］. New York：The Macmillan Company，1916：173.

理念反映了教育的本质要求，至今仍有重要意义，仍然值得我们研究和学习。杜威强调教育同实际的社会生活协调一致，注意实际有用的科学知识，提倡师生之间的融洽关系和生动有效的教学方法，在当时都是比较新颖的，具有一定的参考价值。

二、杜威价值理论的局限性

杜威价值哲学的理论局限性表现在：将自然科学方法简单应用于价值领域，将价值变成了通过归纳、演绎和推理等理智方法就可以获得的事物了；在反对形而上学的同时走向了确定性方法的道路；只强调价值实现和价值认识的合理性问题，而没有解决价值及其判断的客观性问题；杜威虽然力图克服以往价值理论的知行脱节的问题，但并没有根本解决这个问题。

1. 科学方法的简单化倾向

杜威的价值哲学有着一种明显的反抗，就是对形而上学上的确定性传统的反对，这个反对是通过理智及其科学实验的方法来实现的。在道德领域中，杜威运用自然科学方法来沟通价值领域的分离，当然也为他的哲学理论建立了应用这种方法的前提，即价值命题就是事实命题，价值问题是可以被检验和观察的。杜威想以此种方法为价值理论获取合法性地位，结果反而完全把具有人文特性的价值领域推向了科学化的极端，价值变成了通过归纳、演绎和推理等理智方法就可以获得的事物了。

马克思主义哲学从实践的"两个尺度"——真理尺度和价值尺度来认识价值问题。作为人类生存方式的实践，是以改造世界满足人类自身需要为目的的活动。人是生活在整个客观物质世界之中的，人类为了生存就必须满足自身的物质需要和精神需要。然而，外部客观物质世界并不能自动地提供满足人类需要的事物，更不能自动提供与人类不断发展着的需要相适应的新事物。因此，为了满足人类生存和发展的需要，人们必须通过实践改造外部世界，创造出能够满足人类需要的事物来。这样，满足人的需要成为实践的根本目的或动因。

既然实践的根本目的是满足主体的需要，是使外部客观世界在实践中发生适合于主体需要的变化，那么，成功的实践必然在遵循客体的客观规律的同时，必须符合主体的要求。人的需要是一个层次复杂的结构，既具有客观基础，又具有主体特征，存在着个人需要同普遍需要的关系，个性需要同社会性需要的关系等。每个人有不同的需要，如物质需要、精神需要、情感需要等，所以不能简单套用自然科学方法。要对具体的人进行深入细致的分析，不能仅强调共性而忽视个性。因此在价值评价中不能将自然科学方法简单化。杜威价值哲学的出发点是想赋予价值哲学以科学地位，但他把自然科学方法绝对化，反而使他的哲学理想趋向了缥缈。人们精神生活的领域以及政治、历史、法律、道德等社会历史科学与物理学、化学、生物学等自然科学领域毕竟有所不同，它不仅一般地具有理性、智慧的特征，而且特别地具有情感、意志的特征。人们的理想和意义，是不能完全通过简单的理智方法进行评价的，也是他的"实验法"和"工具论"所不能尽意和表达的。

2. 在反形而上学时走向了确定性方法的道路

反对形而上学是杜威价值哲学的起点。杜威指出，人们之所以预设了这样的前提，是因为对不安生活的恐惧，为了避免动荡和危险，才创建了一个确定的形而上学的世界。在这样的世界里，人们把"实在"放在一个圆满、永恒、固有、普遍的地位上，从而与动荡、危险和变化的现实世界相分离。杜威的经验自然主义哲学，强烈地反对这样的分裂方式，并且通过对经验概念的重新阐释，杜威发现经验与自然原本就是相连的，从而对两个世界进行了沟通。但在沟通的过程中，杜威认为他找到了确定性的方法——理智的方法，于是，他由反对确定性的本体论走向了确定性的方法论，仍然没有摆脱形而上学的窠臼。

3. 用价值取代真理

杜威认为，真理即是有效用，是人们应付环境的工具。从马克思主义哲学的观点来看，杜威关于真理和价值关系的观点是不正确的。这是因为：

第一，用价值来定义真理，其结果否定了真理的确定内容和真理的客观性。杜威的"有用就是真理"的观点，不是根据主体的观念是否与认识客体的本质和规律相一致来区别真理和谬误，而是把能否满足主体的一定需要、把"有用"当作观念是否是真理的唯一条件，这样就把真理变成了一个评估观念效用性的价值标准。于是，在杜威那里，真理变成了一个因人而异、内容上没有确定性和客观性的观念，其实质是否定了认识论意义上的真理的存在。

第二，用价值取代真理，实际上是否定了价值实现对真理的依赖性。在杜威看来，事物是否有价值要依据对自身是否有效来判定，判定一个事物是否有价值，需要借用工具，这个工具就是理智的方法——科学的方法、推理等，理智的方法是具有公共性和可观察性的。所以，他认为他的理论避免了价值主观主义，并得到了客观真理的支持。但是实际上，科学的方法和概念只不过是人们获取一种合理性目的的工具，仍然把是否能够满足欲望当作判断是否具有价值的标准。价值的实现仍然取决于某种思想、观念是否用起来方便、有利，是否能使人的需要得到满足、使目的能够实现。至于这些思想、观念究竟是否反映了客观现实，其内容是否正确，都取决于在实际运用中是否对个体有效。这种观点，完全取消了价值实现对于真理的依赖性。然而，人们在实践中之所以能够获得成功、实现价值，实际上是取决于人们在实践中能够做到按照真理所揭示的客观规律办事，这就是价值对真理的依赖性的实际内涵。如果在实践中无视价值对真理的依赖性，就会使实践成为一种盲目的、碰运气的或冒险的行动。

第三，无视真理对价值实现的指导、制约作用，片面追求价值，则会导致庸俗功利主义。庸俗功利主义是指一切脱离社会进步发展方向和人类大多数利益的功利主义，其特点是狭隘、片面、目光短浅。杜威割裂真理与价值的辩证关系，把价值追求看作是不受真理指导、制约的行动，这就必然会导致把追求狭隘的个人或集团的利益作为根本价值原则，只关注眼前的、局部的、片面的以及狭隘的个人或集团的利益。

4. 杜威最终没有解决价值及其判断的客观性问题

杜威特别强调理智对于善恶观念和价值判断形成的意义。这是杜威价值理论与其他自然主义的根本不同之处，代表了他的理论的突破性进展，在一定程度上克服了自然主义把价值等同于从自然进化而来的情感的庸俗化倾向。杜威不同意把任何享受都当作价值。"我们不能把任何享受的东西都当作价值，以避免超验绝对主义的缺点，而必须用作为智慧行动后果的享受来界说价值。如果没有思想夹入其间，享受就不是价值而只是有问题的善。"❶ 杜威所理解的价值是那种经过思想操作后的欲望和满足，也就是说，他强调要借助理智的作用，把欲望和理智结合起来。如果大家都能够使用理智的方法，同时具有充分的智识，则人们对于价值的选择或判断，必定可以达到相当正确而合理的程度。杜威解决的主要是价值实现和价值认识的合理性问题，而不是价值的客观性问题。对许多人而言，杜威的想法未免过于乐观。因为在实际上，并不是每一个人在面对或处理价值问题时，都能够或愿意使用理智的方法。个人先天的性格、后天的环境（社会及文化因素）以及人性中"非理性"的力量，都可以使得理智的探讨受到限制或阻挠。从总体上看，他的基本立场仍然是主观主义的。

5. 杜威虽然力图克服以往价值理论的知行脱节的问题，但没有根本解决这个问题

传统形而上学认为宇宙中存在着一种脱离人或人的经验而客观存在的、本身就是善的终极价值或最高价值，并以其作为价值标准来衡量一切事物包括人的价值。这不仅导致了目的和手段的分离，更重要的是导致了价值理论和价值实践的脱节。

杜威认识到了这种分立和脱节，对传统形而上学的价值先验论进行了深刻的揭露和批判。杜威将价值领域归还自然世界、经验世界之内，将价值的基础建立在经验事实（欲望、情感）上，认为价值事件是一种自然实践，价值发生在自然之内，发生在我们的经验之内。既不必诉诸一种先验的价值作为理想与标准，也无须诉诸经验之外的某种神奇的能力来从事价值判断，因为理性原来就在经验之内。心物都会聚于经验，有机体与环境的相互作用取代了超验实体。杜威强调有机体与环境的相互作用，强调主体与客体的认知互动，但弱化了对象的客观实在性和内在规律性，认为对象是随着人的认识和实践的深入而不断生成的，取消了认识对象的自在性和独立性。

---

❶ 约翰·杜威. 确定性的寻求［M］. 傅统先，译. 上海：上海人民出版社，2004：261.

在杜威看来，知识或观念不是对外界客观世界的反映，而是解决疑难困境的工具，"如果观念、意义、概念、见解、理论和体系对于特定环境的积极改造，对消除某个特殊麻烦和混乱具有工具般的作用，对其效力和价值的检验就在于这项工作的完成。如果它们成功了，它们就可靠、健全、有效、好而真实。如果按照它们行动，不能消除混乱，不能减少缺陷，反而增加混乱、含糊和弊病，那么它们就是错的"❶。真理必须接受实践或实验的检验，使认识回到实践之中，主要检验认识或理论的真假，而不是效用。杜威把实践检验理解成实验过程的证实，在实验过程中，如果出现预期的结果，对此问题情境来说有效，即为真理，假设的真和假是次要的问题，工具的有效和无效倒是一个重要的问题。所以，杜威过分注重实用，基本上是以价值评价取代价值事实认知，其后果是抹杀事实性、规律性认知，走向另一个极端。

杜威还强调理智对于价值形成和价值判断的意义。杜威所理解的理智活动主要是认知活动，而不完全是实践活动。人的价值活动不只是个人的理性活动，而是与人的社会实践活动紧密相关的。人类认识和改造世界的实践活动，从根本上规定着人对什么是有价值的价值认识和人应当做什么的价值追求，更从根本上规定着价值的创造和需要的满足，甚至规定着人理性能力的程度和范围。忽视这一切，不可能对价值的一些根本性问题做出科学的、恰当的说明。杜威虽然重视价值问题的理性方面，但始终没有上升到唯物主义实践论的高度，对价值社会性、历史性重视不够。总的来说，杜威的价值理论是一种抽象的价值理论。

❶ 约翰·杜威. 哲学的改造 [M]. 张颖，译. 西安：陕西人民出版社，2004：89.

129

第三章 中国的经世致用文化传统

杜威是 20 世纪对中国影响最大的外国哲学家之一。从五四时期到 30 年代，他的哲学思想在中国广泛传播，在政治、社会、教育、文化等领域发生了深远的影响，并产生了信奉其思想和学术的胡适、蒋梦麟、陶行知、张伯苓等一批思想家和教育家。实用主义之所以为人们所普遍接受，从人的文化心理角度来分析，其中一个重要的原因，就是实用主义和中国经世致用的学术传统具有相近性。实用理性主义在中国有着悠久的传统，儒家崇实尚行，汉武帝独尊儒术，宋明理学反复强调实践、力行、践履等道德经验主义，明清实学的基本趋势亦为经世致用。

第一节 传统文化中的实用主义倾向

实用主义是一种效用哲学，它的特点在于，把实证主义功利化，强调"生活""行动"和"效果"。它把"经验"和"实在"归结为"行动的效果"，把"知识"归结为"行动的工具"，把"真理"归结为"有用""效用"或"行动的成功"。中国儒学的学术传统显然有与此相近或相似的一面，即重视理论学说的实用性、现实性，轻视学理和思辨抽象。

实用理性主义在中国有着悠久的传统，儒家崇实尚行，在先秦就有荀子在《荀子·儒效》中提倡"不闻不若闻之，闻之不若见之，见之不若知之，知之不若行之。学至于行之而止矣。行之，明也；明之为圣人"的经验论，就是告诫人们把所学的知识运用到实践中，反映了儒学重实用而轻理论的致思趋向。汉武帝独尊儒术，术在这里是途径、方法、策略的意思，就是看到儒教哲学对自己有实用价值，可以解决实际难题。宋明理学反复强调实践、力行、践履等道德经验主义。明清实学的基本趋势亦为经世致用，著名代表人物如徐光启，陈子龙在《陈忠裕公全集》卷十二中总结徐光启的学术成就时说他"生平所学，博究天人，而皆主于实用"。清初，顾炎武、黄宗羲、王夫之、颜元、李恭等也提倡经世致用，形成了倡导实事求是的实用理性精神的学术风气。清代的今文经学家皮锡瑞在《经学历史》中对"通经致用"作过具体的描述："以《禹贡》治河，以《洪范》察变，以《春秋》决狱，以三百五篇当谏书"❶，正揭示了中国传统学术思想"通经致用"的价值取向。鸦片战争前后，维新变法开了近代向西方学习的先河，其方案具有浓厚的功利性和实用性。洋务运动时期，改革派倡导"中体西用"，从物的层面上引进学习西方文化，更体现了实用主义的立场和态度。五四时期，各派知识分子向西方学习的目的，无不体现出一切为了救亡图存的现实功利性。

马克斯·韦伯曾经指出，从总体上来说，中国科学"仍停留在纯经验的水平上"，"正统儒教除了对纯粹的古物研究或者纯粹的实用项目感到兴趣以外，其他概无兴趣"❷，"中国缺乏中世纪后期的以及完全与科学相结合的欧洲资本主义工业'企业'的理性形式"❸，因此，儒学是一种"实践理性主义"（practical reasonlism）❹。

可以说，学以致用的观念在中国知识分子的头脑中是根深蒂固、一以贯之的，这对五四时期知识分子普遍接受实用主义无疑起了很大的作用。即使是在今天的市场经济社会里，也仍然影响着人们的精神生活。

第二节　从经世致用到中体西用

经世致用，又称经世致用之学，是一种提倡研究当前社会政治、经

---

❶ 皮锡瑞. 经学历史［M］. 北京：中华书局，1989：90.
❷ 马克斯·韦伯. 儒教与道教［M］. 洪天富，译. 南京：江苏人民出版社，1995：180.
❸ 马克斯·韦伯. 儒教与道教［M］. 洪天富，译. 南京：江苏人民出版社，1995：272.
❹ 马克斯·韦伯. 儒教与道教［M］. 洪天富，译. 南京：江苏人民出版社，1995：177.

济等实际问题，要求经学研究与当时社会的迫切问题联系起来，并从中提出解决重大问题方案的治学方法。众所周知，经世致用思想是传统儒学的道术，以明道救世为目标，是儒家内圣的实践与推衍，是实现外王的途径与手段。同时，中国哲学是以内圣为主旨的道德哲学，而外王只是内圣的延伸与彰显，学者的用力之处在内圣，换言之，即内圣具有目的性价值，外王则只具有工具性价值。到了近代，这种状况发生明显的转变，外王成为目的性价值，内圣则成为工具性价值而服务于外王，学者主张立言必有用，更注重经世致用，从而实现外王的理想人格，经世致用作为外王的实践理性更被突出地加以强调，育人用人、养民爱民、富国强兵成为了近代经世致用的主要内容。

清朝末年，内忧外患，国运衰败，有识之士重新举起明末清初的"经世致用"旗帜，重视国计民生，为学注重实用，不尚虚文。其代表人物主要有陶澍、林则徐、贺长龄、龚自珍、魏源、包世臣、姚莹、张穆、徐松、何秋涛等人。在这一时期，虽然外国资本主义正在叩击中国大门，但中国当时还是一个自然经济占统治地位的封建国家。这种社会经济状况决定了当时的封建知识分子不可能对自己所处的环境、时代作出科学的判断和说明，提出真正符合历史发展规律的思想学说。因此，上述"经世派"人物用以观察和认识社会问题的仍然是封建的传统思想和方法，他们设计的各种改革方案也大都是因袭前人，不能超越传统的治乱兴衰的思想窠臼，很少有自己独到的创见。正如龚自珍《霜毫掷罢倚天寒》诗中所说："何敢自矜医国手，药方只贩古时丹。"

中国在鸦片战争中的失败，使一些有识之士清醒地认识到，传统经世致用思想已无法应对"数千年来未有之变局"和"数千年来未有之强敌"，他们由以前对王朝盛衰治乱的关注和思考转向对外部世界的探求，试图以此了解世界大势，以期从中寻觅"御夷之策"。"师夷长技以制夷"，向西方学习"坚船利炮"的主张，使经世致用的参照系在一个相当长的时期内停留在物质的层面上。林则徐、魏源、姚莹等代表着近代文化新趋向的有识之士，初步看到了西方的"长技"。他们已经开始从传统文化的包围中挣开一条缝隙，注视西方社会。"经世"思想在鸦片战争以后，已经从注重"时务"转到注重"夷务"，并开始注意到西方的科学技术。"经世派"们已不再单纯地从古人药方中寻找救世的灵丹妙药，而是开始把眼光移到西学上来。尽管他们学习西方是被迫的、仓促的，但他们毕竟在学习西方的道路上迈出了可喜的一步。

19世纪60年代以前，"经世"思想还处于单纯的议论阶段，并未付诸实践。19世纪60年代以后，"经世"思想在实践中得以实施。洋务运动是对"经世"思想的实践，而洋务派则是"经世"思想的实践者，从而把学习西方变为实际的行动，为西学的输入创造了条件。❶

洋务运动的根本原则是"中学为体，西学为用"。这种思想在当时社会条件下，具有进步的历史意义，是中国学习西方的一个重要环节。由于阶级立场和时代的局限，洋务运动并未使中国走上富强的道路，中国在甲午战争中的惨败，无情地宣告了以实践"师夷长技"思想为宗旨的洋务运动的破产，中国面临亡国的危机进一步加深。此时，一批先进的中国人开始认识到，光靠学习西方的科学技术，既不能富国强兵，也不能有效地抗敌御侮，挽救民族的危亡。要使中国富强，还必须进行相应的政治变革。于是，他们将视角从单一地关注西方的科学技术转向对西方政治制度的探讨上，以期探索拯救国家和民族危机的方略。

在甲午战争以后，资产阶级维新思想发展为一股强大的社会思潮，他们批评洋务运动是只取西方"皮毛"，不可能使中国真正富强。他们批判"中学为体，西学为用"是割裂"体"与"用"的关系，要求实行政治改革。资产阶级维新变法思想是继洋务思想之后出现的又一次大的思想潮流。它同洋务思想一样，继承了鸦片战争时期龚自珍、魏源、林则徐等"经世"派的注重实用、讲求功利的"经世致用"思想。

总之，在中国近代，由于民族危机的不断加深，一代又一代的仁人志士抱着"经世致用"的精神，放眼世界，学习西方先进文化，寻找救国救民的真理。从"经世"思想的兴起到洋务运动，再到甲午战争以后中西文化的融合，在这一发展过程中，"经世"思想所起的作用是明显的。"经世"思想家们正视现实，讲求功利，思想开放，开启了近代文

---

❶ 崔会东. 经世致用思想与近代中西文化的融合 [J]. 河北青年管理干部学院学报，1999 (3)：51.

化。在西方文化的冲击下，在"经世"思想的鞭策下，他们不断向前探索，不断吸收外来的先进文化，寻找中国的富强之路。

第三节　从经世致用到实事求是

"实事求是"一词源于1900多年前东汉史学家班固撰写的《汉书·河间献王传》，班固褒赞西汉景帝之子河间献王刘德"修学好古，实事求是"。因此，实事求是的本意是指严谨好学、务求真谛的一种认真的治学态度。

毛泽东从马克思主义的基本原理出发，在1941年所写的《改造我们的学习》一文中，科学而完整地阐释了"实事求是"的概念，他说："'实事'就是客观存在着的一切事物，'是'就是客观事物的内部联系，即规律性，'求'就是我们去研究。"在这里，毛泽东赋予实事求是以马克思主义的解释。在抗战时期的延安整风运动中，党中央确立了实事求是的思想路线，随后在党的大力推动下，理论联系实际、实事求是的作风在文化教育领域得到了全面贯彻，为更多的知识分子所接受，成为新中国教育文化领域的一项重要传统。

实事求是思想的形成，离不开经世致用学术精神的涵养和积累，它们都是在长期心系民族和国家命运、研究和解决社会与民生的实际问题过程中逐渐形成的，两者相互交融、相互促进。明清之际，经世致用之学大兴，形成了一股有影响的社会思潮。清初一些学者提倡"实学"。所谓"实学"，就是"实习、实讲、实行、实用之学"，而贯穿其中的一个中心思想是经世致用的精神。作为一种学术精神，经世致用一方面以服务现实社会为学术研究的根本目的，这是它的学术基本宗旨，在这个意义上，它强调的是学者应当志存高远，胸怀天下，特别是要把自己的学术人生与民族国家的命运结合起来，为国家的富强和民生的进步而不懈努力，并由此实现自己的人生价值；另一方面，体现为一种理论联系实际、实事求是、"学用结合"、"学以致用"的治学态度和治学方法。

纵观我国思想史，不难发现，正是在经世致用这一精神传统的涵养和引领下，关注社会和民生，理论联系实际，实事求是，勇于探索，逐渐为国人所熟悉和接受，内化为一代代有识之士的内在信念，成为自觉贯彻党的教育方针和政策、勇于投身社会主义建设事业的源动力，由此逐渐形成了独特的坚持实践出真知、理论联系实际、经世致用、实事求是的学术精神和学术品格。

第四章　实用主义对中国的影响

　　作为实用主义思想的代表和集大成者，约翰·杜威不但在哲学史和教育学史上具有突出的重要地位，而且在知识界、政界和民众中都产生了广泛而深远的影响。杜威的著作被各国学者争相译介，据美国南伊利诺斯州立大学（Southern Illinois State University）的杜威研究中心（Center for Dewey Studies）的统计，从 1900 年 1967 年，他的著作被译成 35 种文字，出版了 327 个版本。❶中国学术界对杜威思想的接触和研究也是由来已久。1919 年到 1921 年，杜威应中国五所学术机构的联合邀请来华访问讲学 26 个月，期间，他举行的大小演讲达 200 次以上，内容涉及社会和政治哲学、教育哲学、近代教育的趋势、伦理学、现代哲学思潮和美国民主的历程等各个方面。这些演讲大多刊登在当时的报刊上，被知识分子竞相传阅，在当时中国的思想界引起巨大反响，而他的"教育即生活""学校即社会"和"从做中学"等教育思想，更是对 20 世纪上半叶中国的教育实践和乡村建设运动产生了决定性的影响。正如胡适在《杜威先生与中国》一文中所说的那样：

　　"自从中国与西洋文化接触以来，没有一个外国学者在中国思想界的影响有杜威先生这样大的。"❷

---

　　❶ Jo Ann Boydston and Robert L. Andresen，eds.. A Checklist of Translations，1900 – 1967 [M]. Carbondale：Southern Illinois University Press，1969.
　　❷ 胡适. 胡适文存：卷 2 [M]. 上海：亚东图书馆，1925：199.

胡适声称"杜威为今日美洲第一哲学家","是对我有终身影响的学者之一"。❶ 中国现代史上有影响的教育界思想界人物，如胡适、陶行知、蒋梦麟、郭秉文等，都是杜威的学生，他们的学术思想和教育实践，都不同程度地受到杜威思想的影响，有的甚至以杜威思想为指导。例如，胡适吸收了杜威的实用主义思想，并把它作为改良主义的指导思想，在五四时期与保守主义、激进主义形成三足鼎立之势。杜威对中国人民争取独立和解放的斗争也寄予了真诚的同情与深切的厚望，他曾著文告诉美国人民："中国会取得成功；当他成功地解决了自己的问题，也将为世界提供新的具有永恒价值的东西。"❷ 可以说，杜威是 20 世纪对中国影响最大的外国哲学家。

50 年代初期，杜威曾激烈地攻击过马克思主义，而且他的学生胡适曾在中国大肆宣传杜威的改良主义思想，力图阻挠马克思主义在中国的传播。杜威的哲学思想，作为"美帝国主义"的官方哲学，更是遭受过严厉的批判。这种批判在当时是有一定必要性的，对于清除实用主义一些错误思想的影响，确立马克思主义指导思想的地位，有很大作用。但是这种批判有两点缺陷：一是只重视对实用主义的政治批判，而缺乏对实用主义理论进行深入研究；二是对实用主义全盘否定，没有对实用主义理论中某些积极的东西作恰当的肯定。改革开放之后，在摆脱了极"左"的思想束缚和僵化的研究理念、研究方法之后，很多学者能够正视面临的现实问题，以开放的姿态去重新研究胡适及其老师杜威的思想和学术，以求促进我国的社会主义现代化和文化建设，杜威的思想、学术及其在中国的弟子们，再一次成为研究的"热点"之一。

改革开放之后，在"萨特热""弗洛伊德热""尼采热"的同时及之后，实用主义的实用观念成为影响人们思想的重要观念，而且随着社会主义市场经济体制的逐步建立影响更加广泛。实用主义在当代青年中的影响更为普遍。当代青年看实用主义，已不再用"冷战"的眼光，把

---

❶ 唐德刚. 胡适口述自传［M］. 北京：华文出版社，1992：102.

❷ John Dewey. New Culture in China ［M］//Jo Ann Boydston，ed. The Middle Works of John Dewey（1899 - 1924）. Carbondale and Edwardsville：Southern Illinois University Press，1982（13）：120.

它当作"敌人"的一派胡言。他们对它发生兴趣，首先是因为它既然是美国的国家哲学，代表"美国精神"，对美国的现代化起过巨大的作用，就必定有它的价值。其次，实用主义哲学的中心问题和性质、特点恰好与当代青年面临的和关注的问题相一致。青年认为实用主义是在市场经济条件下产生的哲学，所以它能够为自己在市场经济条件下如何求生存发展起指导作用。

同时应当清醒地认识到，实用主义的价值哲学也包含着错误，并在我国产生了消极的影响，导致一部分人尤其是青年的价值观不容乐观。这是由于杜威价值哲学的实用观念包含着实用就是一切的狭隘功利主义倾向。这种倾向对社会主义现代化建设有极大的破坏作用。实用主义重视实用、功利，以"有用性"为原则，而不关注理想。正如美国哲学家宾克莱所说，"美国人常常被称为注重实际的人民。他们希望把事情做成；他们关心一样东西或一种理论有无用处的问题胜似关心有关人生终极意义的比较理论性的问题。……生活是根据下一步必须要解决的具体问题来考虑的，而不是根据人们会被要求为之献身的终极价值来考虑的"❶，"实用主义的方法，如威廉·詹姆士和约翰·杜威所发展的那样，给美国人之关心实际行动而不关心崇高理想提供一个哲学根据"❷。

重视实用、功利有其合理性的一面。因为人要生存和发展，离不开一定的物质利益。但是杜威片面强调实用、有用，把人完全看成是追求功利效用的人，这是片面的。在这种狭隘功利主义的影响下，一些人对理想、信仰有所淡化，以现实利益和功效价值作为行为选择的标准。在市场经济条件下，人们更加注重自身的现实利益，处处为自己着想，而忽视了国家利益、集体利益，利他精神减退，缺乏社会责任感，不愿意为社会做出贡献而只想从社会中索取。在这种文化的影响下，实用主义、功利主义成了一部分人的生活理想，集体主义和对崇高理想的追求成为某些人的笑料，带来了人的主体性的迷失，价值的失落，人际关系

❶ L. J. 宾克莱. 理想的冲突——西方社会中变化着的价值观念 [M]. 马元德，等译. 北京：商务印书馆，1983：19.
❷ L. J. 宾克莱. 理想的冲突——西方社会中变化着的价值观念 [M]. 马元德，等译. 北京：商务印书馆，1983：20.

的异化等问题。

杜威实用主义哲学作为美国社会的意识形态，有其民族的狭隘性与阶级局限性。但作为人类理论思维的成果，又是超越国界限制，可以通过我们科学分析与消化，吸收其有用的成分，融入我们民族的文化和精神之中，这在今天全球化的大背景下，显得尤为重要。❶

第一节　西方医学冲击下的传统医学

在 20 世纪 80 年代，实用主义几乎和现代西方人本思潮的唯意志论、生命哲学、弗洛伊德主义、存在主义等哲学学派一起，对当时中国文化界形成强力的冲击波。

随着改革开放的深入和我国社会主义市场经济建设的发展，实用主义对中国文化的发展产生了重要的影响。根据 1990 年对华东区六省一市二十所高校的 780 名大学生的一项调查，在对大学生影响较大的学术思潮中，实用主义跃居首位，统计结果如表 1 所示。❷

表1　对大学生影响较大的学术思潮

西方哲学思潮	获选率
实用主义	40.89%
存在主义	32.69%
弗洛伊德主义	27.69%
意志主义	12.56%

杜威哲学之所以能够在中国有重要影响，客观地说，它无疑具有其价值和合理性。首先，在理论层面上，实用主义与中国传统哲学有汇通之处，都强调功利效果和经世致用；其次，在社会现实层面上，实用主义满足了当时的社会需求。五四新文化运动是一场思想启蒙和思想解放运动。实用主义的风行一时，恰恰是因为它更加满足和适应了思想解放运动的时代需要。当时杜威在中国所宣扬的美国及西方资产阶级的民主

---

❶　杨寿堪，王成兵. 实用主义在中国［M］. 北京：首都师范大学出版社，2001：2.
❷　李瑜青. 人本思潮与中国文化［M］. 北京：东方出版社，1998：112.

政治观念和五四新知识界对民主、自由、平等、博爱的企盼追求一拍即合，特别是他重行动、重效果、重进取的基本哲学精神，强调假设、怀疑的方法论和"重新估定一切价值"的气魄，与当时进步知识分子的批判精神休戚相关。在新的历史条件下，它又与市场经济紧密结合，仍然对人们的精神生活发生着重要的影响。

从中医学发展的角度看，19世纪70年代到中日甲午战争，中国医学逐渐引入西医学，开启了中西医汇通的道路。在这一阶段，西医知识已引起了中医界一些人士的注意，在陈定泰等人的著作中介绍了部分西医知识，在一些医学课程中，已列有诸如"全体学"（解剖生理）等西医知识课程。❶ 这一时期在教育思想上提出了"教育救国论"，如改良主义思想家、教育家郑观应非常重视医学教育，明确提出教育为强国之本，他提出的"体用兼备"，是对洋务派"中体西用"的一种观念上的突破。改良主义思想家、教育家陈虬将医学教育提高到强国保种的高度，他创办的"利济医学堂"被认为是我国近代第一所中医学校。此外，在中医教育中加强了科学实证和逻辑思维的倾向。如唐宗海在论证中医理论时，力求论证有据，或用西医知识印证，或用考据方法实证。

中医学在其发展过程中确实缺乏西方意义上的科学方法（包括形式逻辑方法、数学方法和实验方法），中医学的方法主要是哲学的、个性顿悟的、类比的、生活与临床经验的，其核心是以人为中心，从个体的经验开始，以经验作为判别和理解一切事物真伪、价值的标准。中医的发展、中医学术流派的兴衰，都是始于怀疑，终于信仰，走上归于实用的实践之路。认清这一点，既有利于用科学方法来研究中医，也有利于保持并挖掘中医独特的思想精华。

第二节　胡适的实用主义情结

胡适所处时代的社会现实是救亡图存。19世纪后半叶，外国势力用武力强行打开了中国的大门。几次中外战争的失败，一批批丧权辱国条

---

❶　盛亦如，吴云波. 中医教育思想史［M］. 北京：中国中医药出版社，2005：260.

约的签定，大量的割地赔款，激起了人民的反抗和朝廷内部的政治分化。洪秀全领导的太平天国起义、戊戌变法等都以失败的结局告终。到了20世纪初期，外厉内荏的清政府成了洋人的傀儡，而终于在1911年辛亥革命中被推翻了，同时也结束了封建帝制在中国的两千年的统治。然而，随之而来的军阀混战，使中国的土地上仍然硝烟弥漫。这就是19世纪末20世纪初中国政治和社会生活的行进过程。在这样的社会现实里，中国深受儒家入世精神影响的精英知识分子的觉醒和拯救意识的加强，势在必然。特别是到了20世纪初始，救亡的主题使更多的人意识到中国的落后，在于国民的素质，所以对民众的启蒙、警醒国民、拯救在世界格局中已经落后的中国，被许多中国知识分子当成他们的使命和责任。忧国忧民在当时不仅是一种需要，还是弥漫在中国社会现实中的一种文化气候。

　　胡适接受杜威实用主义的起因也是基于儒教传统的实践理性主义，走的是一条用西法发扬传统的曲折道路。美国学者格里德说："当胡适接触到杜威的思想时，他自己的思想早已很牢固地形成了，而且是不容易被推翻的。"❶ 他在晚年的口述自传中谈到："很多人认为我是反孔非儒的。在许多方面，我对那经过长期发展的儒教的批判是很严厉的。但是就全体来说，我在我的一切著述上，对孔子和早期的'仲尼之徒'如孟子，都是相当尊崇的。我对十二世纪'新儒学'（'理学'）的开山宗师朱熹，也是十分崇敬的。"❷ 因此，"我不能说我自己在本质上是反儒的"❸。尽管新文化运动是以激烈"反传统"为表象的，但胡适最终是以复兴传统为归宿。在对宋代文化的研究中，他曾指出，各种时代的一切文艺复兴运动、一切思想变迁、宗教改革乃至一切文化生活的变迁，都是无法摆脱传统影响的。在胡适看来，宋代文艺复兴之所以失败，主要是当时缺乏科学的工具。随着古代文化在中国的昌明，西方学术思想的再次传入，当此两大源流在中国汇合之际，唯有以科学为工具、以传

---

❶ 格里德. 胡适与中国的文艺复兴［M］. 南京：江苏人民出版社，1996：130.
❷ 唐德刚. 胡适口述自传［M］. 合肥：安徽教育出版社，2005：272.
❸ 唐德刚. 胡适口述自传［M］. 合肥：安徽教育出版社，2005：272.

统为基础，中国的文艺复兴运动才可能有结果，而杜威的实用主义就是他找到的对社会进行改良的工具。西方提供了将中国建设为一个现代国家的蓝图。将中国建设成一个现代国家是一个向西方学习，然后将学到的东西应用于中国的问题。我们所需要的只是一种方法或技术，可以按照西方的蓝图在中国操作。

胡适时代的中国面临的是实现现代化，完成社会转型，这个时代中国思想家们思考的重心是：实现现代化这一目标应采取什么方案，拯救危难之中的中国应从西方思想中学到哪些现成可用的方法。面对中国的实际情况，哪种思想更能解决中国的实际问题呢？是激进的马克思主义还是保守主义？胡适选择了改良的中间道路。从哲学立场来看，胡适是赞成社会改良的，他把达尔文的进化论理解为改良主义，"所谓进步，所谓演化，并不是整个笼统忽然而来的；是由一点，一滴，一尺，一寸，一分的很细微的变迁来的"❶，"人的知识、经验和生活，与生物的进化一样，是从一点一滴的解决问题，解决环境的困难而成的"❷。

在胡适看来，马克思主义过于感情化，以至于有空谈的倾向，是不能解决实际问题的，如他发表的《多研究些问题，少谈些"主义"!》，认为激进的马克思主义只空谈理想、空谈"主义"❸，在这里，胡适之所以指出"空谈"，是因为他的出发点是要解决中国的实际问题，所以，只要是不能解决实际问题的思想，都属于"空谈"之列。胡适和杜威对马克思主义的看法是一致的，就是认为它只有盲目的激情。所以，胡适反对马克思主义的激进主义道路，非常赞同杜威的实验主义，也主张在中国实行改良之政策。

胡适把杜威的实用主义理解为一种方法，作为一种具体的救国、论事、治学的方法。出于中国社会的现实需要，面对救亡图存的时代课题，胡适认为，"今日吾国之急需，不在新奇之学说，高深之哲理，而在所以求学论事观物经国之术。以吾所见言之，有三术焉，皆起死之神

---

❶ 胡适. 杜威哲学［M］//胡适演讲. 北京：中国广播电视出版社，1992：303.
❷ 胡适. 杜威哲学［M］//胡适演讲. 北京：中国广播电视出版社，1992：306－307.
❸ 胡适. 多研究些问题，少谈些"主义"!［M］//胡适散文（第2集）. 姚鹏. 北京：中国广播电视出版社，1992：195.

丹也：一曰归纳的理论，二曰历史的眼光，三曰进化的观念"❶。由此可以看到，强烈的爱国、救国，为此而具的启蒙和拯救意识，支配了胡适的活动，因此他对西方思想本身没有太大的兴趣，在他看来，那只是解决中国问题的一个有效工具。作为一个知识分子所肩负的时代任务，首先是在思想文化上扫除阻碍中国现代化的种种障碍，寻找一种治国救世的"良方"，而不是在哲学上独树一帜。由此可见，"在一些关键性的问题上，儒学家的反应和实证主义者的反应又是十分接近的，并足以使从这个学说到那个学说的跳跃成为一件相当容易的事"❷。

所以，胡适对杜威实用主义哲学的介绍是有选择性的。他在接受杜威实用主义的过程中，接受什么，强调什么，首先是从现实需要出发，从现实要解决的实际出发，而不是严格遵循学理的逻辑。因此，他对实用主义哲学的介绍和宣传带有极明显的功利倾向，因而难免在某些地方曲解杜威思想以适合中国传统文化，这必然使得胡适的实用主义同杜威的实用主义存在差别。

20世纪20年代，杜威在中国两年多的演讲，使他的哲学思想广泛传播。他的思想之所以能够迅速地在中国传播，是因为其思想与中国的实际情况紧密相联。杜威的实用主义理论标榜以科学和民主精神为核心，这正好与五四时期中国先进知识分子倡导科学和民主的潮流相一致。同时，杜威的弟子胡适、陶行知、蒋梦麟、郭秉文等人，在杜威巡回演说时，不但陪伴其左右并充当翻译，而且发表文章介绍实用主义，并通过他们所占领的文化教育阵地，实践实用主义，在实用主义传播过程中发挥了巨大作用。然而，与他同期到中国的逻辑实证主义大师罗素（Bertrand Russell，1872—1890）在华的命运却没有杜威那么幸运而受到冷落，他的思想在中国的影响远远不及杜威。罗素是20世纪世界上首屈一指的大哲学家，连杜威都自愧弗如，说他本人"没有能力完全理解罗素的'理论哲学'"，"全世界真能够懂得数学的哲学的人，至多不过

---

❶ 胡适. 胡适留学日记［M］. 海口：海南出版社，1994：95.
❷ 格里德. 胡适与中国的文艺复兴［M］. 南京：江苏人民出版社，1996：54.

二十人，我既不是二十人之一，我也不能懂得"。❶ 尽管中国人的思维十分需要逻辑科学的训练，但把这种全世界只有二十人能理解的学问拿到一个经济、文化都十分落后的国家来讲演，可见其曲高和寡了。❷ 即使连杜威的实用主义这种对美国社会的发展和进步，特别是对美国的现代化起过重大促进作用的理论在中国都没有产生积极的作用，都不能解决中国社会变革和转型的问题，这一块领地自然要让给以革命性见长的马克思主义了。

马克思主义是被长期的社会实践证实了的客观真理。五四运动时期，中国的先进分子经过鉴别，在传入中国的各种西方思潮中，选择了马克思主义。马克思主义与中国工人运动相结合，产生了中国共产党。在中国共产党的领导下，中国人民取得了新民主主义革命的胜利，并在社会主义革命和建设中取得了巨大成绩。实践证明，只有马克思主义能够救中国和发展中国。

第三节　中医存废的论争

1840 年鸦片战争后，中国有识之士在救亡图存过程中，开始向西方学习，学习内容从技术到文化以及体制制度等，西方思想大量涌入中国，包括新文化运动所倡导的民主与科学等，与此同时西医也大举东渐。西医作为科学的一种形式，与中医代表的传统文化形式，两种异质医学体系激烈碰撞，最终发展至传统中医文化的存废问题，此时，中医内部一些医家从保存、提高和发展中医的意愿出发，提出了中西医汇通的观点，主张吸收西医的长处，摒弃中医的短处，以提高和发展中医，从此，中医走上科学化之路。到了现代，"中西医结合"和"中医药现代化"成了新时期中医存废争论双方的焦点。

同时，西方医学建立诊所和医院，开办医学校，翻译医书，出版医学刊物。西方医学与中国的传统医学产生了激烈的碰撞和冲击，有些留

---

❶ 冯崇义. 罗素与中国 [M]. 北京：生活·读书·新知三联书店，1995：97.

❷ 张允熠. 论儒学的实用理性主义与近代实证主义的会通 [J]. 学术界，1996（6）：34.

洋归来的人对传统中医学采取一概否定的态度，甚至提出废止中医的主张，中医学面临着生存或消亡的考验。

在医学界最早系统地提出废止中医的主张，并竭尽全力使之实现的代表人物是余云岫，1916 年大阪医科大学卒业归国，1917 年发表《灵素商兑》，认为"阴阳五行，伪说也；寸口脉诊，伪法也；十二经脉、五脏六腑，伪学也。吾人之所以竭力主张医学革命者，欲袪除此伪也""我国旧医之理论，荒唐怪诞，无可掩讳，唯有听其沦丧而已耳……欲保存国粹，于方药尚有一线之望"❶。他极力主张仿效日本，照搬日本"医学革命"的一些做法，主张彻底打碎中医理论，否认中医的疗效，否定中西医汇通和中医教育。中医界则以恽铁樵、陆渊雷、吴汉仙、陆士谔等为代表据理反驳。在这过程中，中医界为维护中医，就"漏列中医案"和"废止中医案"事件进行了两次抗争运动。

漏列中医案。1913 年北洋政府教育部颁《大学规程》，医科均采西制，摒中医于教育系列之外，即近代史称的"漏列中医案"。医药救亡请愿团请愿。1914 年 1 月，迫于压力，教育部不得不函复"并非于中医、西医有所歧视也"。1915 年丁甘仁申办上海中医学校获准备案，首次抗争暂告一段落。

废止中医案。1929 年 2 月，南京政府第一届中央卫生委员会议，通过余云岫"废止旧医以扫除医事卫生之障碍案"，企图从制度立法上取缔中医，这就是中医近代史上著名的"废止中医案"，激起了中医界和社会各界人士的愤慨和不断抗争。3 月 17 日（国医节），上海集会，全国抗议，提案搁置。

西方医学在近代以十分迅猛的势头涌进中国，并在一定规模内占据了中国医学界，中医学受到前所未有的严峻挑战，中医的生存环境受到威胁。此时，传统的中医队伍产生了分化，中西文化的碰撞引起人们的深刻反思。在这样的环境下，中西医汇通学派应运而生，与此同时也引起了中西医的激烈论争。晚清到民国，中西医汇通的代表医家有唐宗海、朱沛文、张锡纯、恽铁樵等。他们或接纳西学，提倡汇通，或互验

---

❶ 甄志亚. 中国医学史 ［M］. 北京：人民卫生出版社，1991：488.

勘比，中西对照，或援西证中，或取长补短，或借鉴西医以使中医科学化，提出了种种主张，形成了轰动一时的学术潮流。中西医汇通学派努力寻求中医药发展的新途径、新方法，他们借鉴西医，吸收新知，以求中医的发展进步。他们的指导思想是"中体西用"。然而，中西医汇通之所以汇而不通，主要在于中西医之间在理论体系、文化基础、方法论等方面有着根本的差异。❶ 在当时的历史条件下，由于科学水平及科研条件的限定，对中西医做简单的印证、勉强的沟通，自然行不通。不过，中西医汇通学派所进行的积极探索和思考，给后人留下了一份丰厚的遗产，其经验教训值得认真总结和借鉴。

---

❶ 梁永宣. 中国医学史［M］. 北京：人民卫生出版社，2012：175.

第五章　实用主义与中医的相遇

　　实用主义是一种效用哲学，实用观念即效用观念是它的核心观念。实用主义主张，哲学应以人和人的行动为中心，研究与人和人的行动相关的事物和思想，以及它们对人的实际活动有什么效用。

　　皮尔士（C. S. Peirce）开创了实用主义的哲学方向，被公认为实用主义的创始人，1877 年他发表的两篇论文《信仰的确定》和《如何使我们的观念清楚》成了实用主义的奠基。皮尔士认为，观念的意义完全在于它在人生行为上所产生的效果。信念无所谓真假，只存在有用或无用，观念的意义在于使人的行为更好地适应环境，以达到人生的目的，而不是仅仅去认识世界。哲学的重点应该放在如何获得知识、发现真理、确定信念和达到人生目的上。思维的全部功能在于确立信念，而确定信念的方法，就是运用科学实验及逻辑推理来确定。

　　虽然皮尔士最先提出了实用主义的基本原理，但真正将它系统化并推广到社会的是詹姆士（W. James），詹姆士不仅是实用主义的真正奠基人，也被认为是美国哲学的创始人。詹姆士从心理学的角度出发，认为实在的基础是主观的，经验既包含主体也包含客体，既有意识也有物质。意识的功用是使人适应环境，求得生存。詹姆士从皮尔士的理论出发，指出实用主义实际上是一种通过实践的效果来解释观念的方法。任何真理都不过是人为了方便而作出的假设，并无神圣的必然性。实用主义方法不是看最先的范畴和原则，而是看最后的效果和事实，这就是真理的兑现价值。他认为，真理是行动的工具，人掌握真理本身不是目的，而是因为真理是有用且有益的，它能引导人达到目的，得到满足。詹姆士说："掌握真实的思想意味着随便到什么地方都具有十分宝贵的行动工具。"❶ 在他看来，真理并没有什么确定的内容，真理仅仅是人们面对实际问题时解决问题的一种思路、一种念头。因此，一个观念是不是真理，只能根据"它是有用的，因为它是真的"；或者以"它是真的，因为它是有用的"❷ 来加以判别。简而言之，在詹姆士看来，"有用就是真理"。

杜威综合皮尔士的科学倾向和詹姆士的伦理倾向，引入生物进化论和新黑格尔主义的观点，建立了实用主义的新学派——"经验的自然主义"或工具主义。由于广泛的讲演和积极参与社会改革，杜威成为实用主义大师中名气最大的一位。他不仅综合了其他人的思想使之成为一个完整的思想体系，还将这种思想体系运用于各个领域，使实用主义这一本土哲学从理论走向了实践，极大地推动了美国实用主义哲学运动的发展。

杜威的哲学思想可以概括为以下几点：

第一，反形而上学的经验主义。斯利玻（R. W. Sleeper）将杜威的哲学描述为"一种根植于常识，致力于文化转型和解决那些分裂我们的冲突的哲学"。这是对实用主义哲学态度的有益归纳。杜威认为西方哲学最明显的特点是二元对立的模式，在二元对立的范畴中，总有一方高于另一方。他从反对思辨形而上学和心物分裂的二元论的基本前提出发，批判以往经验主义和理性主义在经验之外寻求绝对的物质或精神实体和客观的或先天的必然性、绝对原则的企图，要超越传统哲学的整个框架，从根本上取消二元之争，拒绝非此即彼的选择，从全新的角度来开创哲学。那就是将哲学与人类行为和生活经验直接相联，把哲学从哲学家的问题变为探索解决人的问题。他认为，哲学的任务不在于给自然界提供某种解释，而应当探究解决人的问题的方法，哲学的范围只能是人的经验所及的世界。经验既不是作为认识结果的知识，也不是与客体相分离的主体的心理状态，而是心与物、主体与客体相互作用、相互统一的过程。因此，经验与人的生活、行动、实践是同义的。人必须不断

---

❶ 詹姆士. 实用主义［M］. 陈羽纶，等译. 北京：商务印书馆，1979：103－104.

❷ 詹姆士. 实用主义［M］. 陈羽纶，等译. 北京：商务印书馆，1979：104.

地行动、实践，不断奋斗、进步和进化，以适应环境，求得生存。

第二，思想是人应付环境的工具。韦思特说，"实用主义的共同特征是试图将思想作为有效行动武器的、以未来为导向的工具主义"。杜威认为，世界即是经验，经验即是生活，生活即是应付环境，人是适应环境的动物，思想是人适应环境的工具，一切科学概念、书本知识、理论原则、制度、政策和意识形态主张等，归根结底都不过是人类的一种经验或感觉，不过是人们用以应付环境、寻求出路的工具，是人们为了实现价值追求而根据需要自己创造出来的。人的智能和认识能力生成和发展着对现实社会和世界回应的工具。它们的价值在于功效，有效就是真理。

第三，效用主义真理观。杜威进一步发挥了詹姆士"有用即真理"的真理观，提出"真理是有效用的工具"的真理观。理论并不是某种绝对的物质或精神存在的反映，而是一种用来作为行动导向的方便的假设，即作为人们应付环境的工具。在哲学中，他强调用实践的逻辑结果来检验真理。理论真理性的标准全在于它能否使人的行动、实践获得成功，即对于帮助人获得预期的效果是否有用。人的观念或概念必须来自某些存在事物，人的概念和真理必须有效和可行，人的行动必须积极和有目的。由于事物都具有多重意义和可欲求的价值，由于人的处境、目的不同，他们对作为行为工具的思想、理论的要求也不同，因而真理不是唯一的、绝对的，而是多元的、相对的。

价值理论在杜威哲学体系中占有重要的地位。由上可见，杜威的实用主义哲学以追求实际利益和"兑现价值"为核心，以效用、成功为目标，本质上是一种哲学价值理论。[1] 杜威把价值问题提到很高的地位，他甚至认为哲学的正当工作就是解放和澄清意义，这里的意义指价值。可以说，关心价值，重视价值理论，是杜威哲学的重要特点，而且是本质特点。所以，要了解杜威的哲学，就要深入了解他的哲学价值理论。可以说，杜威哲学的核心是他的价值理论。他力图从哲学价值理论上给实用主义的"兑现价值"的哲学思想以理论论证，并建构他的实用主义

[1] 王玉樑. 追寻价值——重读杜威 [M]. 成都：四川人民出版社，1997：21.

149

的哲学价值理论，这可以说是杜威哲学的突出特点。

杜威哲学之所以能够在中国有重要影响，首先，在理论层面上，实用主义与中国传统哲学有汇通之处，都强调功利效果和经世致用；其次，在社会现实层面上，实用主义满足了当时的社会需求。在这两方面，与当时传统中医面临的环境是一样的。

第一节　实用主义的"经验"解读

对经验概念的理解是杜威反对形而上学的确定性传统的基石，是理解经验与自然沟通的重要途径。传统经验论把经验看成是心灵对内在的善的体验，这是杜威所反对的，所以杜威对其进行了详细阐述，认为传统经验论把感官对事物的感知看作是认识知识的途径，把感知的成果——经验当成是知识，这种知识观是形而上学式的先在的知识观，其结果会造成经验与自然的分裂，形成了"二元论"式的对立。

杜威对经验的表述方法很多，下面给出几处重要的表述，"经验是生物与环境交互作用的事件"[1] "有机体与环境的交互作用，不论是直接的或间接的，是一切经验的来源"[2] "有机体与环境的交互作用，导致某种利用环境的适应，成了首要的事实、基本的范畴"[3] "经验乃是一个有机的主体与世界连续地交互作用的结果"[4] 等。从这些定义的说明可以看出，杜威的经验概念主要是建立在有机体与环境的模式之上，"有机体与环境的交互作用"是杜威"经验"的基本范畴。

第一，所谓"有机体"（organism），主要指人（human 或 human being），有时也指有机的主体（organic self）或生物（live creature 或 live being），具体含义要看上下文的内容而定。杜威之所以采用"有机体"这个概念，是受生物进化论的影响。他认为，人是生物的一种，必须生

---

[1] John Dewey. Experience, Knowledge, and Value: A Rejoinder [M] // Paul A. Schilpp, ed. . The Philosophy of John Dewey. New York: Tuder Publishing Co., 1951: 530.

[2] John Dewey. Art as Experience [M]. New York: G. P. Putnam's Sons, 1980: 147.

[3] John Dewey. Reconstruction in Philosophy [M]. Boston: Beacon Press, 1957: 87.

[4] John Dewey. Art as Experience [M]. New York: G. P. Putnam's Sons, 1980: 220.

活在环境中，必须积极主动地适应环境以求生存。因此，从生物学的观点来看，经验不能脱离生活，生活不外乎对环境的适应，所以经验乃是人类适应环境时所发生的行为与活动。

第二，所谓"环境"（environment），"包括能够促进或阻碍、刺激或抑制生物的特殊活动的各种条件"❶。对于人类而言，包含自然的、社会的、文化的条件，所以是复杂多样的，凡是能够影响人类生命活动的一切因素或条件，都是可能和人类进行交互作用的环境。❷

第三，所谓"交互作用"（interaction），是指有机体（包括人类）与其环境之间的一种动态的关系和过程。有机体与环境之间"这种行为（doing）与承受（suffering）或经历（undergoing）之间的密切关系，构成我们所谓的经验"❸。

综上所述，杜威所说的经验，既包括经验主体的主观倾向与行为，又包括与经验主体交互作用的环境，也就是被经验的一切人、事、物；还包括经验主体与环境交互作用的结果。而我们通常意义上的"经验"，仅指主体与环境交互作用的结果。可见，杜威的经验概念的范围是极其广泛的。正如他自己对经验的具体含义作的阐述：

"'经验'是一个詹姆士所谓具有两套意义的字眼。好像它的同类语'生活'和'历史'一样，它不仅包括人们作些什么和遭遇些什么，他们追求些什么，爱些什么，相信和坚持些什么，而且也包括人们是怎样活动和怎样受到反响的，他们怎样操作和遭遇，他们怎样渴望和享受，以及他们观看、信仰和想像的方式——简言之，能经验的过程。'经验'指开垦过的土地，种下的种子，收获的成果以及日夜、春秋、干湿、冷热等变化，这些为人们所观察、畏惧、渴望的东西；它也指这个种植和收割、工作和欣快、希望、畏惧、计划，求助于魔术或化学、垂头丧气或欢欣鼓舞的人。它之所以是具有'两套意义'的，这是由于它在其基

❶ John Dewey. Democracy and Education［M］. New York：The Macmillan Co.，1920：13.

❷ John Dewey. Democracy and Education：An Introduction to the Philosophy of Education［M］. New York：The Macmillan Company，1916：13 - 14.

❸ John Dewey. Reconstruction in Philosophy［M］. Boston：Beacon Press，1957：86.

本的统一之中不承认在动作与材料、主观与客观之间有何区别，但认为在一个不可分析的整体中包括着它们两个方面。"❶

可见，杜威所说的经验，不仅是指一个事件的结果，也指事件的过程以及构成这一事件的所有因素。

杜威所说的经验，具有连续性、主观性和预见性三个重要的特征。

第一，经验具有连续性。这种连续的过程不仅是历史的连续过程，也是对经验题材不断变化的过程。"从经验上看来，一个历史乃是许多历史的连续，任何一件事情既是一个进程的开始，又是另一个进程的结束；它既是有推动力的，也是静止的。"❷ 经验作为事物的因果顺序，就表现为一个历史时间过程，任何一件事情开始的进程，又是另一个进程的结束，"我曾强调我们需要根据一种时间上的连续体来形成一种自然论和一种关于人在自然中的联系（而不是人对自然的联系）的理论"❸。就个人而言，经验具有成长（growth）和发展（development）的作用；就社会而言，经验具有传递（conveyance）和继承（inheritance）的作用。经验的题材也具有连续性，杜威以"我看桌子"为例，一是我要承认我有一个经验客体，有一张桌子，我在看着它；二是能经验到的动作，就是视觉的动作及动作所导致的性质的关联性。这时，视觉动作变成了认识的对象了，逻辑上这张桌子不见了，而变成了与视觉动作相关的性质了，这个性质又以概念来表达。经验并非到此为止，而是需要进一步把已经认识过的对象再变成分析的对象，杜威指出："真正的经验法是从原始经验的现实题材出发，承认反省从中区别出来一个新的因素，即视觉动作，把它变成了一个对象，然后利用那个新对象，即对光线的有机反映，在必要时去调解对业已包括在原始经验中的题材的进一步的经验。"❹

---

❶ 约翰·杜威. 经验与自然 [M]. 傅统先，译. 南京：江苏教育出版社，2005：8. 着重号系原文所有。

❷ 约翰·杜威. 经验与自然 [M]. 傅统先，译. 南京：江苏教育出版社，2005：66.

❸ 约翰·杜威. 人的问题 [M]. 傅统先，邱椿，译. 上海：上海人民出版社，1965：161.

❹ 约翰·杜威. 经验与自然 [M]. 傅统先，译. 南京：江苏教育出版社，2005：14.

第二，经验具有主观性。在以上经验的定义中，包括经验的事物和能经验的过程。一般人们只去注意经验到的事物，而没有注意到主体在经验中的作用，因为我们只去关注事物而没有关注经验的发动者。但是，只有主体来发动情绪、心愿、欲望和目的才会有经验的过程。这样就会发现经验具有"主观主义"性质。当面对自然世界时，并不一定都要去经验，只有那些涉及自身的事物，我们才会产生动作，这就是因为经验是依据主观来发动动作的。

第三，经验具有预见性。杜威认为，现在正在进行的事情及其可能发生的结果，是可以控制的，通过对连续事物的条件进行理智的判断，就可以预见未来，并以此来指导行动。"由于这个特性，就能够根据它可能的进程和后果来判断这个创始阶段。在这里有预见，每一个连续的事情是一个系列过程中的一个阶段，既是展望未来的，也是怀念过去的。"❶ 在这里，"预见"的方法就是理智的方法，理智方法的运用可以避免把经验夸大，变成主观主义的经验论，避免导致形而上学的心灵观，这是杜威对经验解释的根本特点。与此同时，杜威注意到了夸大经验的主观性会导致形而上学的心灵观，把经验看成是对自然的一劳永逸的认识，导致"理智主义"。"理智主义"认为，经验可以提炼出唯一的最后实在。这是杜威所反对的，但杜威并不反对理智，他指出，人们的行动具有被理智管理的可能性，可以通过理智来控制条件，进而可以达到预见（满意）——"在预见中的目的"（end-in-view）。也就是说，经验的过程包含理智的运作（反省、探究、实验等），理智是一种有效的工具，可以用来分析当前的问题，形成解决问题的假设或观念，以便在有机体与环境的交互作用中影响事件发生的过程，或对未来的结果作选择性的控制。由此出发，杜威认为哲学的任务就是对未来的预测，哲学是关于爱智慧的学问，智慧是关于未来的智慧，杜威曾这样说过："一种专门致力于这种打开和扩大自然途径的工作的真正的智慧，便要在富于思想的观察和实验中去发现如何管理、控制存在的这些未完成的过程

---

❶ 约翰·杜威. 经验与自然［M］. 傅统先，译. 南京：江苏教育出版社，2005：66.

的方法。"❶

杜威的经验概念既不同于亚里士多德把经验解释为由实际生活中所归纳出来的知识,也不同于英国经验论将经验看作感觉,他的经验概念的一个特点就是经验意义的加深与扩大。自然原本就在经验中,经验本身就包含着协调、综合、推理等理性思考。在行动中,人将感性与理性统一起来了。因而,在形而上学下被割裂分离了的经验与自然、经验与理性重新获得了统一。但是,杜威的经验概念仍然存在其无法克服的困难。杜威的经验概念忽视了人的主体性,不能说明即使是面对同一事件或同一种环境的变化,为什么每个人的主观反映都不会完全相同,而且经验的客观性无法得到保障。还有一个问题就是,杜威强调的都是调节个人的需求与环境之间的关系,个人的"自我失调"问题没有得到应有的重视。人类出现的各种问题似乎都是由社会造成的,并且是可以经由社会加以控制的。但是当自我发生危机时,如焦虑、忧郁、丧失信心等,却不能用"控制性"手段来解决。

杜威对经验的理解并不一致,在很多地方都做了不同的解释,有时他在最广泛意义上来使用,有时指主体和对象之间的作用过程本身,即经验过程;有时指这种作用的涉及范围,即包括主体和对象在内的全部生活现象,即经验领域;有时指成为意识内容的一切东西,即内部体验或主观经验,有时将经验等同于自然,有时又自相矛盾地谈到要把经验与自然分开,这反映了杜威力图利用经验概念来回避对思维和存在、精神和物质的关系这个哲学基本问题做出明确的回答,把经验概念当作只有职能意义、没有实在意义的概念,从而超越唯物主义和唯心主义的对立,但在实际上又无法摆脱哲学基本问题,不能不对"存在的本性"、经验对象和经验内容的本性做出回答。

第二节　中医经验思维方式的特点

经验思维离不开实践、观察,就中国古代经验思维而言,其观察方

---

❶　约翰·杜威. 经验与自然［M］. 傅统先,译. 南京:江苏教育出版社,2005:17.

法特别重视对"象"的观察，即某些事物或现象由于其复杂性和隐秘性难于被直接把握，但这些事物或现象通常有一些伴随事物或现象，通过对这些伴随事物或现象的观察以获取所需了解事物与现象之消息。❶ 在经验思维方式支配下，日常经验、传统习俗、常识以及经验知识等是主要思维内容，人们在经验常识和习惯的表象中认识世界，自发地领悟人与世界的关系。由于日常经验和习惯是人们在长期生活实践中自然积累和沉淀的结果，因而完全适用于人们的日常生活，是人们日常生活实践中普遍存在且较稳定和有效的要素。经验思维方式具有实践性、个体性、整体性和实用性的特点。

第一，实践性。人类的经验思维活动往往是与具体的实践活动紧密联系在一起的，是一种实践行为活动中的思维，与主体的实践行为活动融为一体，不能脱离具体实践行为活动而孤立存在，是一种在实践行为活动中发现问题、思考问题和创造性的解决问题的特殊思维活动。中医药已有数千年历史，经验丰富，疗效确凿。中医学理论源于医生实践，而药物是医家实践的重要手段。药物的发现，最初源于人们的生活经验，神农尝百草的描述，就是形容人们在生活中偶然而无意识地获得了一些关于药的经验。

第二，个体性。辨证论治是中医学诊疗个体化的集中表现。症状、体征上的差异，常构成不同的病证，从而可以运用不同的疗法，即因证变法、随症加减。同时，一切从个体出发、从临床现象着手，治疗方案的组合和确定，判定的结果常因医师而异。这就造成中医学临床决策过程带有明显的个体化特点，与西医学临床决策高度的规范化、逻辑化形成反差。中医学属有机自然观，以取类比象、朴素的辩证思维及心悟一类非逻辑推理为根基，在经验的公有性、理论的严密逻辑性等方面大为逊色，中西医学在基本观念、思维方式、语言概念系统和主导方法等方面，不可通约的成分甚多。❷

第三，整体性。中医学深受中国哲学思想的影响，中国传统文化的

---

❶ 邢玉瑞. 中医思维方法 [M]. 北京：人民卫生出版社，2010：31.

❷ 何裕民. 中医学方法论 [M]. 北京：中国协和医科大学出版社，2005：266.

最高理想是"万物并育而不相害，道并行而不相悖"，万事万物是一个有机的整体，通过同化而共同生长不息。"天人合一"强调的是和谐与完整，而不是对抗与斗争，它主张天人相合，而不是天人分离。人是自然的一部分，是自然的认识主体，也是它最终的目的。五行相生相克，世界万物皆由五种元素及其所构成的关系所组成。从多种元素相生相克、广泛联系出发，就必然重视事物的多样性，重视差别和相互关系，这种思想为多元文化共处提供了不尽的思想源泉。也应当看到，中医学理论涵容性极大，欣赏和满足于模糊笼统的全局性的整体思维和直观把握，过度注重整体和功能的概括，忽略了对结构、细节的分析，少思辨和推理。

第四，实用性。中医学是服务于现实的实用理性的典型代表，其实用作风使得中医始终将其注意力放在实用化和临床化上，中医理论的发展总是隶属于临床医学的进步，其理论要么是对经验的理论概括，要么是治疗学上的总结。辨证，可谓中医诊断的精华。中医学的辨证方法种类很多，有病因辨证、经络辨证、气血津液辨证、脏腑辨证、六经辨证、卫气营血辨证、三焦辨证等，都是在长期临床实践中形成的。所有这些辨证方法，尽管不一定都运用了由果析因的逆推认识方法，但都有着与病因辨证类同的认知特点。其结果，是借助援物比类、司外揣内等思辨猜测而获得的一种带有约定成分的认识，它们常常"捆绑"了不少经验事实，故对"论治"可起到某种指导作用，可以说实用技术方面的价值突出。❶

第三节　经验思维与中医理论的建构

中医理论的构建，离不开对生活经验、生产经验、天文现象、临床实践经验等的归纳总结。

中医学的理论认识，大多以丰富的临床观察为依托，是人们在大量实践观察基础上，借助类比等方法抽象而出的。然而，与其说它们是科

---

❶ 何裕民. 中医学方法论［M］. 北京：中国协和医科大学出版社，2005：145.

学理论，不如说它们是生活经验。生活经历和临床实践告诉人们，受寒之后容易生病（感冒），遂"寒"与"病"便作为因和果被联系了起来；寒冷季节，人多见手足不温、四肢不便、喜蜷缩等症，加之寒时又见河冰水凝，遂归纳出寒易伤阳，性凝滞收引等特点；在某些理论阐释中，哲学思辨和类比所起的作用更大，如风"善行而数变"，"易袭阳位，为百病之长"等，便是直接借助援物比类，从自然界的风对树木等的作用现象类推而来。由于这些理论与经验事实有着某种内在的联系，故人们可以不断地以生活经验来"验证"它，有时甚至可在精心设计的实验中观察到它。如在关于"风寒湿"与痹症的实验观察，大鼠剥夺睡眠实验与"心血虚"的实验观察中均观察到了中医理论所描述的类似结果。❶ 因此，这些理论是有用的，常能有效地解释事实，指导诊治，断然否定这一点，那是不顾事实。

庞大的中医诊治经验体系是依靠中医理论维系成一体的，它对众多的经验事实起着容纳、融合和保留作用，也能在一定程度上指导人们从事新的诊治尝试和探索。根据与经验事实的符合程度，中医理论体系可以分为以下四个层次。❷

第一层次（最高层次）是阴阳五行学说，这种思辨性哲学认识对中医理论影响广泛而深入，通常它们是作为主导性观念和认知方法深入中医学的，且有的又与具体的学术内容融合成一体，衍生出众多层次低得多的理论概念，如肾阴、肾阳、心阴、心阳之类。阴阳范畴的形成，一方面来源于古人"远取诸物"的自然现象，即天地、日月、阴晴、昼夜、寒暑这些与人类生存关系密切的客观现象；另一方面来源于"近取诸身"的生殖现象。❸ 人们把男女两性的关系普遍地向外推广，认为天地万物都有生命，并且都应该以阴阳的观点去看待它们。中医理论的建构，离不开对生活经验的直觉观照。

第二层次是脏象、经络、气血津液学说，它们被推崇为中医理论的

---

❶ 何裕民. 中医学方法论［M］. 北京：中国协和医科大学出版社，2005：119.
❷ 何裕民. 中医学方法论［M］. 北京：中国协和医科大学出版社，2005：268.
❸ 邢玉瑞. 中医思维方法［M］. 北京：人民卫生出版社，2010：34.

核心内容。在这些概念及规则的建构过程中，司外揣内、援物比类、心悟等起着主要作用，故唯象色彩甚浓。不少是从表象信息直接跳跃到理论概念或规则的。许多概念与形态并不存在明确的对应关系，且大多蕴含的表象信息过于丰富，以致即使从传统角度来看，其内涵和外延有些一时间亦颇难作出清晰的界定。❶《黄帝内经》将人体、月相和潮汐现象联系起来加以考察，提出人体的气血随着月相的盈亏变化而有盛衰变化节律。可见，天文现象的经验知识，也被中医学借用于建构中医理论体系。

第三层次是中医理论中众多较为具体的概念或术语，多半是基于一定的、比较明确的经验事实，其大多与病因病机、治则治法、辨证的"证"等有关。这类内容往往与实际操作紧密相扣，每一个概念（术语）常直接或间接地"捆绑"着多个经验事实，借此把不同的表象信息联系在一起。在中医临床实践中，人们发现很多内风病症均同时出现瘀血证的症状特点，在治疗上亦常常使用活血化瘀药物，且每每取得较好的疗效，于是提出瘀血生风病机理论。❷

第四层次（最低层次）是一些带有经验陈述性质的论述，如对于各种体征或症状意义的表述，各种药物功能的认识和归类等。例如，人们观察到骨骼、牙齿、毛发的发育状态与肾中精气的盛衰以及生殖功能的发展具有同步性，由此则形成了肾主骨的理论，并将齿、发也归属于肾。

综上所述，中医理论的建构，一方面来自对中国古代哲学概念和原理的引进，另一方面来自临床实践经验的归纳总结。认识总是从经验开始的，经验思维是人类思维发展历史中最早的基本形式和必经的阶段，也是人类思维活动发展的历史基础和逻辑前提，它普遍存在于人类日常生活的诸多领域之中。医学本身就是一种经验科学，经验对医学的发展、进步至关重要，中西医学概莫能外，只是相对而言，中医学经验思维的特点更为突出。

---

❶ 何裕民. 中医学方法论 [M]. 北京：中国协和医科大学出版社，2005：268.
❷ 邢玉瑞. 中医思维方法 [M]. 北京：人民卫生出版社，2010：39.

第四节　经验思维与中医临床活动

与西医学相比，经验在中医临床实践中具有不可替代的作用。从认识论的角度看，经验是人们认识客观事物的起点。人们对于疾病的认识，首先是从经验开始的。临床经验不仅是中医理论产生的基础、医学技术发明的源泉，而且它作为临床医生在临床实践中获得诊治疾病的知识、方法和技能，对于掌握医学理论、引导临床思维、促进临床发现等都具有重要的作用。

探索实践是医药理论的源泉。所有疾病都靠临床来发现，也靠临床活动加以确认。人们通过观察疾病在活体上的表现及其变化规律，进而展开病理机制的研究。张仲景的《伤寒杂病论》、李杲的《内外伤辨惑论》，就是中医学在这方面的典范。同时，疾病防治手段和技术的发明，导致药理、药化等多种学科的进步。临床摸索的有效经验为基础研究提供了课题。

客观需求是医学发展的推动力。恩格斯说："社会的需求往往比十所大学更能促进学科的发展。"20 世纪以前，医学的主要难题是各种传染病的防治，20 世纪 50 年代以来，恶性肿瘤和心血管疾病成为危及人类健康的大敌。中医学的发展也是如此，中医史上旷日持久的寒温之争，也是围绕对人民危害最大的热病展开的。临证经验激起了争鸣，争鸣带来了病因的阐明和防治手段的改进。

疗效为王是中医存在的生命力。中医学对不少疾病有着良好的临床治疗效果。有人说，西医临床是诊断的医学，中医临床是治疗的医学；西医学精于疾病的诊断，中医学优于病症的治疗。中医治疗确有优势，这是不争的事实。从临床和一些文献调查分析中，不难看出中医学的疗效是确凿无疑的，慢性胃炎、胃和十二指肠溃疡、慢性肝炎、风湿性和类风湿性关节炎等，均以中医疗效为优，而冠心病、高血压和糖尿病等中西医疗效不相上下。在现代种种"瘟疫"（如非典型肺炎、新冠病毒）的防治中，中医学仍然发挥着其无以替代的作用。作为一门带有应用技术性质的学科，临床疗效是其赖以生存的支柱。

在现实的医学实践中，中医治疗学以辨证论治为原则，以扶正祛邪、调整阴阳为核心，通过调动人自身的抗病能力（正气），协调内在功能活动，以达到祛病除邪、强身健体的目的。如此获得的疗效常是持久且十分稳定的，所以有人说中医是"治本"的。诊治技术方面的众多长处，包括两千年来积累已成的临症丰富经验，以及针灸、推拿、外敷、熏洗、浸泡、食疗等传统的非药物疗法，具有疗效确凿、简便易操作等特点，经济而有效，深受欢迎，更可广为推广，这为实现"人人享有卫生保健"的目的，提供了可行的方式方法。

尽管中医临床疗效确凿，但诊治过程大多只是建立在感性的经验基础之上，许多只知其然，不知其所以然，且过分依赖个人的经验，有着一定的"偶然性"。由于缺乏高质量的、有效的临床研究，中医学尚不能为现代世界主流医学体系所完全理解接受。吸收、借鉴循证医学的合理思想方法，不断提升中医学的科学水平及临床诊疗效果，有助于促进传统中医药与国际接轨、走向世界、推动中医药现代化。

第六章　实用主义价值理论 对中医教育发展的影响

　　杜威是 20 世纪对中国影响最大的外国哲学家之一。从五四时期到 30 年代，他的哲学思想在中国广泛传播，在政治、社会、教育、文化等领域发生了深远的影响，并产生了信奉其思想和学术的胡适、蒋梦麟、陶行知、张伯苓等一批思想家和教育家。客观地说，杜威实用主义哲学无疑具有其价值和合理性。总的来看，杜威实用主义本身所包含的合理因素，应看做人类文明发展的共同成果，大可吸收和借鉴。五四时期的中国知识界显然就是从某些积极方面接受实用主义的。❶

第一节　实用主义在我国产生影响的社会原因分析

　　第二章已经对传统文化中的实用主义倾向进行了论述，第四章对西方医学冲击下的传统医学进行了分析，下面重点从传播视角和市场经济两个方面进行探讨。

一、从杜威到胡适——实用主义传播的推波助澜

　　实用主义在中国成为一股具有重大影响的哲学思潮是在 1919 年以后，契机是杜威的中国之行。从 1919 年到 1921 年，杜威受邀来华，到过 14 个省市，作了大小 200 多次演讲，系统宣传他的实用主义思想，包括实用主义哲学、政治学、教育学、伦理学。这些饱含实用主义学说的

---

　　❶　元青. 杜威的中国之行及其影响［J］. 近代史研究，2001（2）：144.

西方新文化极大地吸引了中国知识分子的注意力。许多报刊大量登载了杜威的生平、谈话、演讲要点、照片和演讲广告及其文章的翻译稿。一时间，杜威成为舆论界关注的焦点。与此同时，杜威的演说稿也结集出版，如《杜威五大演讲》等。中国知识界对杜威及其实用主义学说所抱的态度是热情欢迎、赞扬有加，可以说，杜威是受到五四思想界几乎一致欢迎的外国思想家。杜威演说收到极好的效果，五四时期的中国思想文化界形成了一股实用主义热潮，从"五四"前后到30年代，实用主义在中国风行一时，为社会所广泛接受，并且充当了改造社会的理论工具和现实方法，对五四时期乃至此后很长一段时间的中国思想界、教育界产生了重要影响。

杜威在中国两年多的讲学，使实用主义哲学思想广泛传播，并且迅速地与胡适等人的思想结合起来，形成了具有实用主义特色的的自由主义改良思想。杜威的实验主义与马克思主义以及"中学"构成了当时三大思想潮流，"中国哲学实际上存在着马克思主义激进派、实用主义改良派与维护传统的保守派三足鼎立的局面"❶。

在杜威看来，中国不需要激进主义，也不需要保守主义，中国需要的是改良主义，也就是他的实验主义。杜威认为，激进主义和保守主义都是不可取的，保守主义违背了历史潮流，激进主义则过于感情用事而不理智，他以中国家族制为例，中国家族制有其不好的地方，但同时具有团结精神、团队精神，如果采用激进的方法，把家族制完全推翻就不好了。正如他所说的"我自从到了中国，感到中国有两派的人，都向着极端走，一是新派，一是旧派。旧派一味保守，固然不好。历来新文化的发生，是由人类进化的精神推演出来，这精神的发展，已经成为潮流，它的势力非常伟大，给它抵抗，不但无效，并且要大大的牺牲，诸位念过历史是知道的。但是新派一味维新，也是有许多流弊……便是属于一时的感情冲动，不是出于智识的主张；结果是破坏的，不是改造的。五四运动以后，这个倾向越趋到极端了。譬如我到一个地方，看见运动新文化的学生，头一下就是毁除神庙……诸君要知道今日中国是要

---

❶ 杨寿堪，王成兵. 实用主义在中国［M］. 北京：首都师范大学出版社，2001：10.

改造，不是要破坏"❶。由此可见，杜威认为激进主义过于激进而不负责任，保守主义过于趋旧，那么在中国只能取中间道路，"如今要调和新旧的意见，非取折衷的方法不可，所谓折衷方法，就是'试验主义'了"❷。也就是说，中国需要富有智慧的人来进行改良，而他的实验主义就是一种具有智慧的改良的方法，这正是中国所需要的最好的办法。

什么是实验主义呢？"所谓'试验主义'就是把'科学精神'应用到社会上和事情上去。"❸ 杜威认为，实验主义就是运用科学精神，而科学精神就是科学的方法，"就是对于任何一件事情，要取什么态度，须先从观察入手。从观察而得实际之状况；于是决定计划，实行试验，以觇和事实是否合符，而定取舍"❹。这样的科学的方法是可以运用到社会领域中的，也是必要的。例如，杜威以治疗病人为例，对于病人，徒有治疗的理想和热情是不行的（在这里他暗指激进主义者是富有激情和热情的），只有通过实验的方法（即理智的方法，包括归纳、演绎和实证等）才能发现病人的病因。

运用科学方法的目的不是使社会发生激进的变革，而是改良，杜威也曾用进化论在科学史上的作用来说明这一点。进化论产生以前，人们认为物种以及整个世界是永恒不变的，这是一个没有变化的世界，但进化论告诉我们世界是一个演化的过程，而不是激进过程。所以，杜威认为科学的方法是一个良好的改造世界的方法。在对待中国问题上，杜威坚决反对在中国实行激进的马克思主义，"因为中国很有古代从孟子以来的保民政策的学说可以做根基。中国向来没有个人主义的政治学说，所以很可以把从前父母式的皇帝的保民政策，变为民主的保民政策"❺。

---

❶ 袁刚. 民治主义与现代社会——杜威在华讲演集［M］. 北京：北京大学出版社，2004：123.

❷ 袁刚. 民治主义与现代社会——杜威在华讲演集［M］. 北京：北京大学出版社，2004：274.

❸ 袁刚. 民治主义与现代社会——杜威在华讲演集［M］. 北京：北京大学出版社，2004：273.

❹ 袁刚. 民治主义与现代社会——杜威在华讲演集［M］. 北京：北京大学出版社，2004：273.

❺ 约翰·杜威. 杜威五大讲演［M］. 胡适，译. 合肥：安徽教育出版社，1999：70.

他认为中国没有个人主义的传统，实行民主的改良政策可能是一个较好的办法。马克思主义是建立在工业发达、财富分配不均和劳工问题严重的国家里的理论，所以他认为马克思主义不适用于中国。

实用主义和马克思主义能否在中国取得成功，这不是一个理论上的问题，而是一个实践的问题。

首先，中国学者对待两种思想的态度是一种实用主义方式。实践证明哪个是正确的，哪种理论有效，就证明哪种理论适用中国。这样的态度，使这两种思想可以互相合作，以求解决中国实际问题。从改良的实用主义和激进的马克思主义在当时作为中国寻求出路的方法上来看，它们都同属于解决中国"问题"的方法，二者在一定时期有共同的反对对象，可以结合起来。例如，五四运动后，马克思主义与实用主义结合起来，一起"打倒孔家店"，"属于马克思主义阵营的陈独秀、李大钊为代表的激进主义派与属于实用主义阵营的胡适为代表的自由主义派联合起来举起'打倒孔家店'的大旗，提倡西方的'科学与民主'，向传统的正统文化开火"。❶虽然后来有了关于"问题"和"主义"之争，但胡适仍然视李大钊为其思想上的盟友。

其次，如果从理论上来分析，从已经发生的实际情况来看，马克思主义在中国取得了成功，而实用主义没有。这里理论分析的一个途径就是对中国文化传统的分析，这可能是一个路径。中国传统文化强调实践和有效，而漫长的改良对于中国人来说是没有耐心的。正像周策纵所讲："中国知识分子后来导向左转的趋势，部分原因是中国缺乏个人主义传统和中国知识分子对于一个平凡无奇的并显然旷日持久的纲领缺乏耐心。"❷

二、市场经济的影响

一定的哲学价值观念，反映着一定社会的经济发展状况，又对经济发生巨大的反作用。当今世界，由于科学技术突飞猛进及向文化价值领

---

❶ 杨寿堪，王成兵. 实用主义在中国 [M]. 北京：首都师范大学出版社，2001：10.
❷ 周策纵. 五四运动：现代中国的思想革命 [M]. 周子平，等译. 南京：江苏人民出版社，1996：297.

域广泛渗透，由于经济全球化趋势深入发展，人们越来越认识到经济模式与文化价值之间有着密不可分的联系，在不同的经济模式背后往往带有深深的文化价值的烙印，文化价值观又总是潜移默化地影响着一个国家的经济。

从西方经济的发展与哲学价值观的变化，我们可以看到两者之间的内在关联。西方资本主义经济从文艺复兴到现代垄断资本主义经济的发展，表现在哲学价值观领域中，就是从弘扬理性到后现代的对绝对理性观念的解构。欧洲在中世纪是神学统治的时代，而文艺复兴则是反对神学，提倡理性，找回"人"的时代，是个人主体性恢复的时代。价值变成了理性对"绝对实在"的把握，"实在"具有完善的、圆满的、本质的性质，价值就是对绝对实在的统一，进而能够把握绝对的价值、绝对的真理，主体有能力去把握这样的终极价值。这样，"近代用理性否定上帝之后，否定了上帝对理性自身的束缚之后，理性得到了解放，特别是在理性被用来批判旧社会制度建立新社会制度、认识自然和发展科学技术的过程中，理性显示出了巨大威力。于是，理性被重新高扬"❶。

这种弘扬理性、尊重人的主体性的价值观，反过来对经济发展起了重大推动作用，在经济领域中表现为市场主体的多元化和市场经济的全球化发展。当市场经济发展到垄断时期，垄断促使生产走向高度的社会化，而生产资料和产品更加集中在少数垄断资本家的手中。经济危机使人们看到人的"理性"的缺陷，这个时候在哲学价值观领域中的反映就是对工具"理性"的反思。西方哲学的研究已经意识到这一点，就是"人"代替了"神"的位置，"人"拥有了原先"神"具有的至高无上的地位。所以，有了后现代西方哲学对绝对理性观念的反对。

实用主义本身代表着崛起时代的美国精神，从经济发展角度来看，19世纪末20世纪初的美国正处在由自由资本主义向垄断资本主义发展的时期，工业化变成社会主导的经济模式。实用主义是与市场经济发展相适应的，倡导多元主体化的价值理念，这是自西方文艺复兴以来所推崇的，这样的价值理念能够为经济发展开拓道路，资本主义经济是建立

---

❶ 江畅，戴茂堂. 西方价值观与当代中国 [M]. 武汉：湖北人民出版社，1997：229.

在开放的多元市场主体前提下的经济。当经济向垄断时期过渡时，垄断性的表现没有当今时代那么明显，它倡导的个体性已经不是建立在"绝对实在"的基础之上了，而是有了反对那种在自由资本主义时期所认同的"绝对、固有、本质"的理性倾向，在杜威那里表现为反形而上学的特点。从后现代主义对杜威的认同来看，后现代主义反映了对高度垄断资本主义经济发展的反思，当然其前提首先是承认个人主体的存在。从价值哲学层面来看，不论是自由资本主义还是垄断资本主义，都是赞同主体多元化的，这也是市场经济的一个重要特征。

1. 经济全球化的实质是全球现代化过程

经济全球化是世界历史发展的必然趋势，从资本主义诞生伊始，经济全球化就开始萌芽。由于资本无限增殖和扩张的本性，"资产阶级在它已经取得了统治的地方把一切封建的、宗法的和田园诗般的关系都破坏了……资产阶级撕下了罩在家庭关系上的温情脉脉的面纱，把这种关系变成了纯粹的金钱关系……资产阶级除非对生产工具，从而对生产关系，从而对全部社会关系不断地进行革命，否则就不能生存下去……不断扩大产品销路的需要，驱使资产阶级奔走于全球各地，它必须到处落户，到处开发，到处建立联系。资产阶级，由于开拓了世界市场，使一切国家的生产和消费都成为世界性的了……过去那种地方的和民族的自给自足和闭关自守状态，被各民族的各方面的互相往来和各方面的互相依赖所代替了。物质的生产是如此，精神的生产也是如此。各民族的精神产品成了公共的财产。民族的片面性和局限性日益成为不可能，于是由许多种民族的和地方的文学形成了一种世界的文学……它迫使一切民族——如果它们不想灭亡的话——采用资产阶级的生产方式；它迫使它们在自己那里推行所谓的文明，即变成资产者。一句话，它按照自己的面貌为自己创造出一个世界"❶。在这里，马克思和恩格斯在一定程度上揭示了全球化（虽然没有使用这个概念）的过程。

经济全球化伴随着资本主义社会的兴起开始了自身的发展历程，其

---

❶ 马克思，恩格斯. 马克思恩格斯选集：第 1 卷［M］. 北京：人民出版社，1995：274－276.

进程恰恰和现代化发展同步：16 世纪资本主义的兴起既是"全球化"的序幕，也是"现代化"的先声。现代化与全球化进程是交织在一起的。

资本主义创造了世界市场，尽管在这一形成过程中充满了战争、掠夺、冲突和殖民，使全球经济逐步联系在一起。科学技术的发展加速了现代化的进程，也加速了全球化的历史进程。航海技术的进步，哥伦布发现美洲新大陆，蒸汽机车和轮船的出现，电报和电话的发明等，把世界各地联系了起来。各民族相对隔绝孤立发展的时代结束了。一部分意义上的世界历史诞生了。

真正意义上的全球化过程是第二次世界大战后到来的，随着近几十年来科学技术和经济的飞速发展，使经济全球化进入一个崭新的阶段。微电子技术、信息技术、空间技术、通信技术的发明和应用，促成了全球通信和信息网络的建立，信息的高速传送穿越了时间、空间的障碍，将不同国家、不同种族和不同肤色的人连在一起。市场经济已经成为全球性的经济体系，风行全球；民主政治日益成为世界各国共同的政治追求，对人的尊重、对自由和平等的向往已经成为普遍的政治价值，而专制政治越来越不得人心。人们的普遍交往空前扩大，生产和贸易相互依赖进一步加强，经济文化联系日趋紧密，各个国家、各个民族的相互影响不断加深。特别是 20 世纪 90 年代以来表现得迅猛异常的全球化进程，是这一历史趋势在当今时代的延续和进一步的发展，是全球化在新时代里全方位地向社会生活各个领域渗透和全面深化。

全球化的过程就是现代化的过程，现代化是全球化的目的，全球化只是现代化的手段。在具体动因上，经济全球化过程中，发达国家为了继续发展大量的能源、资源、市场。发展中国家来是追赶、实现社会经济文化的现代化。就整个世界的情形看，"业已现代化"的国家致力于拯治"发展性危机"与"现代化弊端"，处于向"后现代化"转换的过程中，而"现代化中断"的国家在"接续"，"现代化中"或"现代化过程本身"的国家在加快步伐，"尚未现代化"的国家在起步，可以说，在当今这个时代，几乎没有哪一个国家不涉及现代化，没有哪一个重要问题不与现代化有关。

现代化是相对于传统社会而言的，全球化是相对于多元时代而言的。因此，全球化主要是一个历史的范畴，代表着人类社会的某一阶段。现代化内在的向全球扩张的趋势，创造出世界历史的全球化新阶段、新形态。现代化带动了全球化，全球化又引导了现代化。现代化是纵向时间的演变过程，全球化是横向空间的拓展过程。两者纵横交错，密切相关，彼此依存，互相促进。经济全球化的实质是全球现代化过程，就是价值主体多元化的过程。

2. 经济全球化的悖论与我国的市场经济

20世纪90年代以来表现得迅猛异常的经济全球化进程，使人们比以往任何时代都更深切地感受到了工业文明的力量，经济全球化的后果之一就是市场经济的全球推进，增强了人们的主体意识、自由意识、平等意识、民主意识、权利意识和竞争意识。市场经济的全球推进，生产要素和商品在世界范围内的自由流动，社会分工和交换的全球化，全球范围内的人员流动，为世界经济的发展注入了新活力，为人的发展开辟了新空间，使人的社会生活环境、劳动方式发生变化，人自身的知识才能也随之得到进一步发展。伴随着市场经济的全球推进，把现代化和多元化的生活方式和理念也带到了所到之处，价值主体也呈现多元化发展的过程。

此外，经济全球化趋势是一种盲目的、自发的和异化的力量而与作为主体的人相对立。"单个人随着自己的活动扩大为世界历史性的活动，越来越受到对他们来说是异己的力量的支配……受到日益扩大的、归根结底表现为世界市场的力量的支配"。❶ 与经济全球化进一步发展的同时，西方从文艺复兴以来所弘扬的人的理性却带来了各种各样的问题，在市场竞争面前，工具理性的急骤扩张和价值理性的快速失落形成了鲜明的对比。这样的问题，在中国发展市场经济的过程中也同样出现了。

首先，人的主体性的迷失。在现代化的历史进程中，工具理性曾经显示了其难以抹灭的力量，也带来了无可讳言的负面结果。正是工具理性的片面膨胀，使功利的追逐往往成为目的本身，而常常忘却了人自身

---

❶ 马克思，恩格斯. 马克思恩格斯选集：第1卷 ［M］. 北京：人民出版社，1995：89.

的需求、价值要求、主体的意识和作用，把生产和消费量的增加作为人的最高行动目标，从而撇开了人的本身的目的性。人的独特需要与情感受到无情的漠视，人本身也逐渐失去了主体性而被对象化。

市场经济全球推进，市场导向渗入社会的各个角落，在过度的利益欲求驱使下，人往往按市场的需要来塑造自己，程式化、公众化的行为模式，使人渐渐忘记了自己是有独立意志和情感的个体；专业化的形成及大众传播媒介的发展，又使个体成为各种专业权威的服从者。在诸如此类的无形网络中，自我逐渐失去了淡泊的情趣、高旷的意境、自由的想象，文明的生活方式似乎正在铸造一种无个性的人格。于是，人在实质上被商品化了。这种普遍的商品化也容易引向拜金主义或商品拜物教，最终导致以物化人格取代主体人格。主体价值的进一步失落，削弱了社会的凝聚力，社会似乎被分裂为仅仅关心自身利益的不同商品原子。在工业化的西方，存在意义的失落已成为普遍的社会问题，存在主义对人的存在的关注，法兰克福学派对技术异化的批判等，从不同方面反映了这一现象。

其次，人际交往的异化。现代社会的另一个特点是个体原则的空前突出。个体原则的注重诚然为主体创造性的发挥、个性的多样化以及竞争机制的引入等提供了价值观的基础，但由此而过分地划定个人权利界限，并以无情的竞争为实现个体权利的方式，却很容易导向个人主义乃至利己主义，极端的自我注意替代了谋求权利与责任相匹配的传统个人主义。个人主义与普遍的商品化交互作用，使人与人之间往往只有契约、业务、个人权利的追求及无情的竞争的关系，而缺乏超功利的情感的联系纽带，忽视群体性、普遍性，其结果是人际关系的疏离、淡漠及至紧张、冲突。

市场经济的确向我们提出了许多价值问题，如市场经济所固有的等价交换、自由竞争、优胜劣汰等诸多法则，诚然使得个人利益越来越成为人们的追求目标。实用主义哲学的中心问题和性质、其所倡导的现代化和多元化的生活方式和理念，恰好与当代人面临的、关注的问题相一致。实用主义在美国的现代化过程中起过巨大的作用，推动了美国经济的繁荣。人们，尤其是青年人，认为实用主义是在市场经济条件下产生的哲学，所以它能够为自己在市场经济条件下如何求生存发展起指导作用。在这种文化的影响下，实用主义、功利主义成了一部分人的生活理想。因此，在经济全球化的大背景下，在我国建设社会主义市场经济的进程中，必须要对其积极因素和消极影响进行价值反思。

第二节　杜威与孔子的教育哲学和教育思想比较

孔子与杜威，分别是古代中国和西方教育哲学及教育思想史上极为重要的人物，对各自国家乃至整个东方和西方国家现代教育的诸多方面产生了重要的影响。《民主主义与教育》和《论语》这两部代表性著作，涉及教育的本质、教育目的、教育对象、教育内容和教育方法五个方面，对他们的教育思想进行探讨，比较分析两种不同文化背景和政治状况下产生的教育思想的共性与差异，有助于促进东西方教育哲学和教育思想理论和实践模式的相互理解和借鉴。

杜威是美国实用主义哲学家和教育家。他的实用主义教育哲学和教育思想不仅在美国，而且在世界上许多国家都产生了广泛而深刻的影响。1916 年他发表了在教育史上具有划时代意义的《民主主义与教育》，他的教育思想在该书中得到充分的体现。

在杜威访问中国期间，他被看作是现代圣人，是解释西方的现代化的渠道。1919 年 10 月 20 日，杜威 60 岁生日之际，那天恰巧是农历上的孔子诞辰日，蔡元培先生在杜威生日宴会上发表演说，简要地评价了杜威哲学，将杜威与孔子相提并论，并比较了杜威哲学与孔子学说的异同。

杜威是位非常重视教育的哲学家，其哲学和教育思想息息相关，他曾宣称"哲学是教育的理论，用意在于指导行为"❶，又称"教育是实验室，在实验室里，哲学派别的区分就具体化了，且也根据教育来检验

---

❶　John Dewey. Democracy and Education：An Introduction to the Philosophy of Education [M]. New York：The Macmillan Company，1916：387.

这些区分"❶。对杜威而言，哲学是教育的理论基础，而教育则是哲学的实践，哲学与教育不可分割。"如果我们愿意承认，教育是在迈向自然及人群时，塑造基本智力性格及情绪性格的过程，则哲学可以定义为'教育的一般理论'。"❷ 他说："教育哲学并非一种现成观念的外在应用，也不是在教育的实际系统中有截然不同的本源及目的，它只不过是将当代的社会生活所遭遇的困难，人们到底要采取什么正确的心态和道德习性等问题，予以清楚地描述与说明而已。"❸ 所以，"最鞭辟入里的哲学定义，是取最普遍性的角度来思考教育的理论"❹。在杜威看来，真诚的教育就是哲学。所以，杜威的哲学思想与他的教育思想是紧密相关的。

《论语》是孔子思想的精华所在，孔子的教育观在《论语》中得到充分体现。作为东西方教育哲学和教育思想史上两位重要的人物，杜威和孔子的教育哲学和教育思想值得重视和研究。下面从两者对教育的本质、教育目的、教育对象、教育内容和教育方法五个方面进行比较探讨。

一、教育的本质

春秋时期，"礼崩乐坏""天下大乱"，上下尊卑的等级秩序完全被打乱了。孔子对此怀着极大的忧虑，不断深思造成这种动乱的社会根源，迫切希望统一，希望建立一个"天下为公"的"大一统"的新社会。谁来实现这个统一，建立这个新社会呢？孔子希望以"士"来达到这个目的。孔子的教育对象是士。教育目的是要培养士成为他的理想人才（圣人，君子），为新兴的社会力量找到政治的地位和保障，从而改善春秋以来"天下无道"的局面，以实现他的理想社会。

---

❶ John Dewey. Democracy and Education：An Introduction to the Philosophy of Education ［M］. New York：The Macmillan Company，1916：384.

❷ John Dewey. Democracy and Education：An Introduction to the Philosophy of Education ［M］. New York：The Macmillan Company，1916：383.

❸ John Dewey. Democracy and Education：An Introduction to the Philosophy of Education ［M］. New York：The Macmillan Company，1916：386.

❹ John Dewey. Democracy and Education：An Introduction to the Philosophy of Education ［M］. New York：The Macmillan Company，1916：386.

士首先必须要有"仁"的理想和追求,为此孔子从四个方面教诲学生,作为自己的教育总纲,这就是"文,行,忠,信"❶,即古代文献,社会实践,为人忠诚,言行可信。道德教育始终是摆在首位的。"为政以德,譬如北辰,居其所而众星共之。"❷ 孔子认为要变"天下无道"为"天下有道",就需要提高个体的修养,不断完善自我,以达"仁"的境界。因此,孔子认为教育的主要目的是培养"君子儒"。在孔子看来,"君子儒"应按照自己的政治理想投身到当时诸侯各国的政治改革中去。但是由于时代的限制,他所谓的君子只是为统治者政治上服务的人,具有贵族性的性格。政治上的君主和臣民的划分,表明孔子的理论前提是等级主义社会。他主张的实践也仅仅局限于政治、教育、文艺等方面,鄙视"学稼""学圃",反对士去从事农业和商业,对一切生产劳动也都是抱极端轻视的态度,看不起劳动人民。

杜威对"教育"从他的哲学观出发形成了其独到见解。在他的哲学观中,杜威认为传统的先验哲学已经随着现代实验科学的发展已经破灭,传统的理性的"先在"和"先有"的哲学所予设的"实在"是不存在的。但在教育领域中,传统的哲学思想仍然占统治地位,即把教育仅仅看成是"先有"知识的传播,知识传播者在教育中居于主导地位,拥有权威,受教育者就是学习知识,而不是去创造和发展知识。传统哲学观条件下的教育是稳定的和没有变化的,是对过去的回忆,这种教育是有问题的,而杜威看来教育是面向未来的。因此,他坚决反对身心分离的二元论式的思考方法和教育结构,批判历史,批判当代以传统为主的发展。他认为教育本身是一种生活方式,而不是为个人以后的生活做准备;教育的要义在于使作为个体的人通过学习,逐渐融入"共同体"(Community)的过程。因此,他提出教育即生长、教育即生活、教育是经验的改造或改组等观点。

1. 教育即生长

杜威认为,教育即是生长(Education is Growth),除了生长本身外,

---

❶ 邓球柏. 论语通解 [M]. 北京:长征出版社,1996:139.
❷ 邓球柏. 论语通解 [M]. 北京:长征出版社,1996:19.

没有其他目的，衡量学校教育的成效，就是看它是否能提供个体不断的生长。杜威称，生长的条件有二：第一就是未成熟（immaturity）的状态，指有机体具有继续发展的能量与潜力。发展和生长是循序渐进的，每一阶段有每一阶段的生长现象，每一时期有每一时期的需要。因此，就不能以成人做固定的标准，用来衡量儿童时代。第二，在未成熟的状态下有两种特性：依赖性和可塑性（dependence and plasticity）。儿童的可塑性大，能学习许多事物，有力道来存留一种经验以便有利于处理其后情景所生的困难。换句话说，有力道根据先前经验的结果来修正行动，有力道来发展心态。这种能力，杜威称其为从经验中学习（learn from experience）的能力。这样的教育观有个前提就是认为知识的获得是可以在后天培养的，而不是先天的所谓的爱好。经验的学习是在于学习者对习得的结果的判断之上建立起来的，好的经验结果的判断会促使知识的学习，那么这样学习者通过判断和结果之间的联系建立学习爱好，这样的爱好通过反复的强化——培养，促使了自身的知识增长。

2. 教育是经验的改造或改组

杜威从生物学的观点指出：经验是由人与环境的感受与施为之间的交互作用所构成。人类在适应环境的活动中，必须以旧经验为基础来解决问题。因此，杜威认为教育就是继续不断地重组经验，使经验的意义格外增加，同时使控制后来经验的能力格外增加。

3. 教育即生活

杜威认为：生活是利用环境使自我更新的历程，教育则是使社会延续不断的方法。"当我们说，教育就是发展，则要问的是'如何'发展。指出生活就是发展，而正在发展、正在生长，就是生活"。❶ 生长的事实离不开生活，生长即生活。生长和生活都是连续的，教育也是连续的。教育是以过去的经验为基础，以现在的生活为内容，以未来的生活为发展的方向。

总的来看，孔子教育的本质是培养具备文行忠信的君子；杜威是要

---

❶ John Dewey. Democracy and Education：An Introduction to the Philosophy of Education [M]. New York：The Macmillan Company, 1916：9.

培养具有独立性格的良好公民。二人的共同点是：追求没有实现的理想。

二、教育的目的

孔子以教育为立国之本，在维护贵族统治的基础上提倡德治和教化。他看到了教育对于治理国家、安定社会秩序所发挥的重大作用。他把教育放在治国治民的首要地位，把个人的道德修养和提高社会道德水准看成是治国安邦的基础，所以教育的目的包含相互联系的两个方面：一是培养国家所需要的人才，二是形成社会的良好的道德风尚。在个体方面，强调启发人的内在道德自觉性；在现实生活中，实现其"治国平天下"的入世理想。可以说"内圣外王"是其教育的根本目的。

杜威主张教育没有普遍的目的，他认为："教育历程在它本身之外无目的，它就是目的。"❶ 认为教育的目的是包含在被教育者的生活过程中，生活是不断地连续发展，所以把各时期各过程的生活充分生长就是下期生活的最好准备，除此之外并无其他的教育目的。教育即生活，生活即发展，发展即生长。在教育上，生长的意思首先是"由于生长是生活的特质，教育就因之全然与继续生长有关，在它之外无目的"❷。教育的历程，除了这个历程自身，没有别的目的，它就是它自己的目的；因为生长除了进一步的生长之外，和其它事物并无关系，教育除了更多的教育之外，并不隶属于任何事物。其次，教育的历程，即是继续不断的重组、重建与转型的历程。教育的目的就是增加、扩大经验。教育能增加经验的意义，增进处理以后经验的能力。由于教育是经验不断重组改造的历程，具有"连续性"，所以不宜孤悬教育目的。

总之，杜威反对外在的强制目的和尊重儿童个性的自然发展，因而被认为主张"教育无目的论"。其实，杜威的教育主张并非漫无目标，他的教育无目的论，只是说教育的历程，除了自身之外，无其它目的。

---

❶ John Dewey. Democracy and Education：An Introduction to the Philosophy of Education [M]. New York：The Macmillan Company，1916：59.

❷ John Dewey. Democracy and Education：An Introduction to the Philosophy of Education [M]. New York：The Macmillan Company，1916：62.

但是，杜威认为教育仍旧有内在的目的，即自己面临需要的目的，而非学校、社会或家长外在的目的，因为成人或机构外在目的是属于预备未来生活的目的，这种遥远而固定的统一目的，在学习上有缺乏强烈动机，易于拖延或妨碍个性发展的流弊。

所以，杜威的教育无目的，是指教育应贴近受教者的生活经验，结合其想法与需求，使儿童在其置身的活动中，得以不断变迁成长；在此一教育历程中，学生经验会不断重组改造，教育历程也因而生生不息。这样看来，"教育无目的"只是杜威教育生长说的一种说法而已。

杜威主张教育的内在目的，反对教育的外在目的。然而，反对归反对，事实上都没有排拒外在的教育目的。杜威以"生长""发展"为教育之内在目的，实现民主社会，则是外在目的。

三、教育的对象

孔子首创私人讲学之风，主张"有教无类"❶。实施教育不分对象，凡带上一点"束修"的，都收为学生。相传孔子有弟子三千，贤人七十二。

孔子之前的古代教育制度是王官之学，只有社会上层的贵族子弟才有资格接受教育。孔子私学的创设，打破了"学在官府"的传统，可以说进一步促进了学术文化的下移。于是有人认为孔子"有教无类"的主张，与民主主义教育理论并无区别。蔡元培更认为孔子是中国第一个平民教育家，认为这是他破除阶级的教育主义。

然而，孔子真的是主张人们接受教育时，应无阶级、贫富、男女、贵贱的差别，凡是国民，接受教育的机会应一律平等吗？事实上，《论语》中写得很清楚，"自行束修以上，吾未尝无诲焉"❷。"有教无类"的前提是要有"束脩"——十条干肉作为拜师礼或者学费。这在客观上导致了来求学的都是具备一定经济条件的人。

更何况女子和"小人"是排除在受教育者之外的，是没有权利接受

---

❶ 邓球柏. 论语通解 [M]. 北京：长征出版社，1996：309.
❷ 邓球柏. 论语通解 [M]. 北京：长征出版社，1996：129.

教育的。尽管如此，比起以前的教育状况来说，孔子打破了"学在官府"的垄断，首创私学，使平民子弟也平等地获得了接受教育的机会，受教育面毕竟是有限的扩大了，但谈不上是民主的教育。

杜威教育思想的一个重要观点是对平民教育的大力倡导，即所有人都有接受教育的权利。教育是使人成之为人的过程，而不应当沦为区分等级、扩大差异、抑制民主、扼杀自由、加深教育不平等性的工具。因此，学校应该成为"培养民主的实验室"。

杜威认为"教育即民主，民主即教育"。在杜威那里，民主是一种普遍的生活方式，不仅仅是一种政治生活方式。"民主不只是政府的形式而已，基本上它是组合生活的模式，也是相互交换经验、互通有无的生活模式"。❶ 真正的社会是一个互相联系贯通的社会。

杜威认为衡量教育及其组织有两个标准。这个标准就是：社群成员分享社群利益的人数之多寡；社群之间的互动是否充分和自由。这两个因素都指向民主。这就是民主式的社会。❷

杜威的教育思想与他的民主思想互为依存。他认为，民主不是终极性现实，而是一种不断进行的实验，不断有完善的可能。民主永远是民主化的进程和民主化社会的理想。民主观念的养成要靠教育的力量，只有通过教育发展民众的个性和能力，他们才能积极投入"民主共同体"中去。而教育的推动则有赖于民主的实践。民主社会的教育应当对所有的公民平等开放，而且应当以公民教育为其核心。民主不仅是教育历程的结果，也是教育历程的方法。这表明杜威对民主持一种理想化的态度。

四、教育的基本内容

在孔子的教育思想中，道德教育始终是摆在首位的，他说："为政

---

❶ John Dewey. Democracy and Education：An Introduction to the Philosophy of Education [M]. New York：The Macmillan Company, 1916：101.

❷ John Dewey. Democracy and Education：An Introduction to the Philosophy of Education [M]. New York：The Macmillan Company, 1916：100.

以德，譬如北辰，居其所而众星共之。"❶ 孔子在教育学生时，先要进行仁、义、礼、智、信等的道德教育，培养学生的道德感和责任心，然后才考虑传授知识，使他们成为真正于国于民有益的人。孔子提倡礼乐之教，也是旨在建立有序的社会生活，陶冶性情，净化灵魂，提高人的精神境界。

孔子讲的学习内容，包括礼（仪节）、乐（音乐）、射（射箭）、御（驾车）、诗、书，是书本学习和技能实习的结合，像《诗经》《书经》是学习书本知识，礼、乐、射、御都不限于书本知识，是技能学习。把这两者结合起来，才成为既有知识又有技能的人才。总的来说，孔子是重理论、轻实践的。他传授书本上的知识，不重视科学技术，鄙视"学稼""学圃"❷，鄙视体力劳动，看不起劳动人民。

杜威的教育理论一向视育人优先于知识积累。他批评学校把教育纯粹当作职业训练，因而忽视了对学生全身心人格培养的作用。杜威认为，学校需要为学童提供的，就是思考如何发展他们的能力。人只有在社会活动中保持对存在意义的敏锐思考和好奇，才算是身心合一，而任何社会活动，不分职业高下、知识多寡，都具有人格培养和公民性培养的作用。

从教育的内容来看，孔子肯定古代性的传统，认为传统是有价值的，将古代文献典籍整理出来，作为教学的内容，如《诗》《经》等。杜威则是批判历史，批判当代以传统为主的发展。他认为过去的传统不能给我们真理，传统无价值。❸ 这种绝对反对，是一种极端的观点。杜威的立场是坚决反对二元论的，但他反传统的做法本身就是一种二元论，将现代、将来与过去分开。这与他反对分裂、强调持续性相矛盾，同进化论也是对立的。传统未必是无真理的，标准不同，未必内容就没有价值。尽管杜威和孔子都重视经验，但是范围不同，侧重点不同。

---

❶ 邓球柏. 论语通解 [M]. 北京：长征出版社，1996：19.
❷ 邓球柏. 论语通解 [M]. 北京：长征出版社，1996：243.
❸ 邓球柏. 论语通解 [M]. 北京：长征出版社，1996：394－395.

五、教学的基本方法

在教学法上，孔子善于因材施教，善于使用启发式的教学方法，把教学思想和现实生活联系起来，循循善诱，同时把握每个学生的不同特点，收到了相当好的效果。

首先是因材施教。蔡元培认为："照《论语》所记的问仁的有若干，他的答语不一样；问政的有若干，他的答语也不是一样。"❶ 同一个问题，孔子针对不同学生的特点而分别给予不同的解答。"可见他的教育，是重在发展个性，适应社会，决不是拘泥形式，专讲划一的。"❷

子曰："中人以上，可以语上也；中人以下，不可以语上也。"❸ 为贯彻这一思想，孔子很注意对自己学生的观察了解，认识到人有差异，教学方法应因人而异。诸如"由也果"（认为子路果敢）、"赐也达"（子贡为人豁达、大度）、"求也艺"（冉求多才多艺）❹，等等。在此基础上采取不同的教育方法，即："求也退，故进之；由也兼人，故退之。"❺

例如在《论语·颜渊》篇中记载，樊迟、司马牛、仲弓和颜渊均曾向孔子问仁，孔子做出了四种不同的回答：

樊迟问仁。子曰："爱人"。❻

司马牛问仁。子曰："仁者，其言也讱。"❼

仲弓问仁。子曰："出门如见大宾，使民如承大祭。己所不欲，勿施于人。在邦无怨，在家无怨。"❽

颜渊问仁。子曰："克己复礼为仁，一日克己复礼，天下归仁焉。……

---

❶ 蔡元培. 在杜威博士之 60 生日晚宴会上之演说 [M] //沈益洪. 杜威谈中国. 杭州：浙江文艺出版社，2001：330.

❷ 蔡元培. 在杜威博士之 60 生日晚宴会上之演说 [M] //沈益洪. 杜威谈中国. 杭州：浙江文艺出版社，2001：330.

❸ 邓球柏. 论语通解 [M]. 北京：长征出版社，1996：118.

❹ 邓球柏. 论语通解 [M]. 北京：长征出版社，1996：108.

❺ 邓球柏. 论语通解 [M]. 北京：长征出版社，1996：217.

❻ 邓球柏. 论语通解 [M]. 北京：长征出版社，1996：238.

❼ 邓球柏. 论语通解 [M]. 北京：长征出版社，1996：226.

❽ 邓球柏. 论语通解 [M]. 北京：长征出版社，1996：225.

非礼勿视，非礼勿听，非礼勿言，非礼勿动。"❶

樊迟的资质较鲁钝，孔子对他只讲"仁"的基本概念——"爱人"；司马牛因"多言而躁"，孔子就告诫他：做一个仁人要说话谨慎，不要急于表态；仲弓对人不够谦恭，不能体谅别人，孔子就教他忠恕之道，要能将心比心，推己及人；颜渊是孔门第一大弟子，已有很高的德行，所以孔子就用仁的最高标准来要求他——视、听、言、行，一举一动都要合乎礼的规范。

其次是启发式教学法。孔子特别强调"不愤不启，不悱不发，举一隅不以三隅反，则不复也"❷，即不到他苦苦思索而想不通时，我不去启发他，不到他想讲而讲不明白时，我不去开导他。举一个道理而他不能类推出三个道理，我就不再教诲他了。

按宋代朱熹的解释："愤者，心求通而未得之意；悱者，口欲言而未能之貌；启，谓开其意；发，谓达其辞。"❸ 可见，"愤"就是学生对某一问题正在积极思考，急于解决而又尚未搞通时的矛盾心理状态。这时，教师应对学生思考问题的方法适时给以指导，以帮助学生开启思路，这就是"启"。"悱"是学生对某一问题已经有一段时间的思考，但尚未考虑成熟，处于想说又难以表达的一种矛盾心理状态。这时，教师应帮助学生明确思路，弄清事物的本质属性，然后用比较准确的语言表达出来，这就是"发"。❹

孔子的启发式教学以学生为中心，让学生在学习过程中自始至终处于主动地位，让学生主动提出问题、思考问题，让学生主动去发现、去探索，教师只是从旁加以点拨，起指导和促进作用。在这一点上，杜威也强调以学生为中心。在杜威看来，教育是一种永久事业，它是人与环境交互作用的"经验"的不断重组，其目的在于提高人的能力和素质，并使社会得到不断的改良和进化。因此，杜威一反美国教育传统，倡导教学法应重视儿童的活动本能和兴趣需要，强调学生学习的内在动机。

---

❶ 邓球柏. 论语通解 [M]. 北京：长征出版社，1996：224.
❷ 邓球柏. 论语通解 [M]. 北京：长征出版社，1996：130.
❸ 朱熹. 四书集注 [M]. 香港：太平书局，1964：42.
❹ 郭齐家. 中国教育思想史 [M]. 北京：教育科学出版社，1987：38.

认为激发学习的兴趣是很有效的教学方法，因此教师应使教材与学生的兴趣密切配合。

再次是切磋讨论、教学相长。孔子一生诲人不倦，主张"教学相长"，老师和学生可以互相帮助，取长补短。如：

子贡曰："贫而无谄，富而无骄，何如？"

子曰："可也。未若贫而乐道，富而好礼者也。"

子贡曰："《诗》云：'如切如磋，如琢如磨'。其斯之谓与？"

子曰："赐也！始可与言《诗》已矣。告诸往而知来者。"❶

由此可见，孔子与他的弟子们在教学上是互相启发、取长补短的。孔子认为只有师生之间互相启发，才是最好的教学方法。反过来，颜回在孔子面前从来不提相反意思，孔子就批评说："回也，非助我者也，于吾言无所不说。"❷希望颜回对他的教学多提意见，以便使师生之间互相促进提高。

杜威教学相长的观点，他主张在活动中参与和分享，在如此的分享活动里，教师是学生，而学生也不知不觉地是个教师，概括之，两方面都在教学相长。在师生互换的气氛里，越是在不知不觉中进行，则效果越佳。❸

教学相长体现出辩证法。教因学而得益，学因教而日进。教能助长学，学也能助长教，教学相长不只意味着教与学之间对立统一的关系，还意味着教师与学生之间平等的相互促进的关系。

杜威倡导问题教学法。杜威认为最有效的学习是从解决问题中获得，而解决问题须经过反省思考的历程，思考就是方法，是经验中含有智力，且于实际行动中运用智力的方法。❹"思想是一种意愿十足的努

❶ 邓球柏. 论语通解 [M]. 北京：长征出版社，1996：16.
❷ 邓球柏. 论语通解 [M]. 北京：长征出版社，1996：206.
❸ John Dewey. Democracy and Education：An Introduction to the Philosophy of Education [M]. New York：The Macmillan Company, 1916：188.
❹ John Dewey. Democracy and Education：An Introduction to the Philosophy of Education [M]. New York：The Macmillan Company, 1916：180.

力，在行为及其效应之间找到特有的关系，使二者有继续性。"**❶** 因此，问题教学法有五个重要步骤：①从生活中发现疑难或问题；②分析问题的关键所在，确定其性质；③思考或提出解决问题的种种假设；④选择最佳的解决办法；⑤经过观察和试验，验证假设的解决方案，供以后解决问题参考。"思考旨在帮助结果的抵达，根据已有的情景提出计划，走到一种可能的停止点。"**❷**

这种实证的解决问题的教育方法，不同于中国古代对话式交流的方法，是杜威"从做中学"、教育即生活观的体现。经过启发思考，反省检讨和实证的历程，对培养学习者的思考和创造能力非常有助益。

然而思考的结果是多元的，逻辑思考并非只有指向目标的思考，因此杜威的思考的概念范围太窄，也过于简单化。有效的、丰富的不等于全然的思考，习惯也有思考在内，所以这种说法太极端。日常生活中的思考不是加强经验的思考，经验的范围与思考的范围并不一致。反省的思考，才是有价值的思考。

总之，杜威和孔子的教育哲学和教育思想，其基本理念反映了教育的本质要求，至今仍有重要意义。

第三节　中医教育发展的理念变迁

一、培养实用型中医人才的教育理念

中国古代医学教育深受儒、道、佛等中华传统文化的深刻影响，其中以儒家思想为最，儒家对教育的看法、对医学的看法都在很大程度上影响着古代医学的价值观念，从而制约着医学教育的目的。儒家思想虽然在总体上重政治伦理，但对医学，不仅高度重视医学技术在治病救人、维护健康方面的实用价值，而且赋予医学以重要的道德意义，从伦

---

❶ John Dewey. Democracy and Education：An Introduction to the Philosophy of Education ［M］. New York：The Macmillan Company，1916：170.

❷ John Dewey. Democracy and Education：An Introduction to the Philosophy of Education ［M］. New York：The Macmillan Company，1916：173.

理道德的角度看待医学的价值定位。

在教学过程方面，注重认知能力的培养。在理论教学中，尤其注重自然哲学的世界观、方法论以及辩证思维能力的培养，如《内经》传授医学知识，始终置于整体观、天人观、生命观等与生命科学密切联系的自然科学观之中，医学不仅是"术"，而且是"道"，只有精通医学之"道"和"理"的人，才有可能在"术"和"技"的层面上达到真正的高水平。

在教学方式方面，注重实践教学。古人对医学的应用性有十分清醒的认识，高度的实践性是古代医学教育的灵魂。无论是师承教育还是学校教育，无论医家本人研究的重点是基础理论还是临床技术，在教学过程中，都无一例外地高度重视临床实训的环节，把实践教学看作医学教育得以完成的决定性过程。一方面，通过临床实训、教师指导，让学生手脑并用，亲自尝试，使学到的理论和技术在临床活动中得到印证；另一方面，通过医案教学，以案例分析的方法扩充学生的间接经验，作为临床实训的必要补充。这些观念以及教学实践，在提高学生解决实际问题的能力方面产生了十分积极的效果。

在教学内容方面，重视业师的经验。古代经典或各家学说始终是书本上的学问，授业教师的经验心得乃至"独得之秘"是更加鲜活、更加实用的知识。因此，古代医学教育非常注重在跟师学徒的过程中口传心授，学到业师个人的独特经验。有时还要通过各种医案、医话等媒介，间接地学习其他老师的临床技巧，提高临床能力。

在教材编写方面，重在实用。以《中国针灸学讲义》为例，其可算是最具代表性的著作，纵观全书的内容，重在让学生掌握实际应用的知识和技能，着重介绍临床应用手法及科学实验的资料，力避空泛论理；特别注重讲述取穴方法，并重绘明确的经穴插图，帮助初学者解决认穴、取穴上的困难；治疗方面，该书列出 230 种病症，每病均重点介绍其症状之主征，不作琐屑叙述，以便记忆和应用；病症主治，均为名家临床经验处方，力求切实可用。❶

---

❶ 盛亦如，吴云波. 中医教育思想史［M］. 北京：中国中医药出版社，2005：331.

直至目前，我国的医学教育理念偏向实用，有些大学明确提出医学教育改革依照以结果为导向的教育理念，细化出每一年、每一门课程的教育结果以及评价方式，以器官系统为中心的医学课程体系，基础和临床的整合和再设计等，已走在国内医学院校改革的前列。卓越医师培养，实用教材编写，医学人文教育的融合，无一不体现了实用的价值理念。

二、医学教育管理体制的创新

医学教育管理体制是指医学教育的管理机构和管理规范，分为宏观管理体制和微观管理体制两大类。宏观管理体制指从总体上和全局上对医学教育进行管理的机构体系和制度，一般由国家或省级行政主管部门实施。微观管理体制指对局部和具体工作的管理，包括综合性大学对医学教育的管理和独立设置医学院校的管理两种类型。❶

新中国成立后，医学教育的管理体制，由教育部、卫生部共同管理。具体分工是：教育部负责教育领域带共性的方针、政策、规划及规章制度的制定，卫生部负责医学教育的具体业务管理。20世纪90年代，国务院进行机构改革，重新划定了各部委的职责范围，调整了教育部、卫生部对医学教育管理的职责分工。教育部负责医学教育的大政方针、规划、制度的制定，并管理医学院校教育和医学研究生教育。卫生部负责住院医师规范化培训、医学专业学位的相关工作以及继续医学教育工作。

值得注意的是医教协同机制的建立。医教协同，即卫生与教育之间的协调配合和协同一致，共同为培养社会所需要的医学人才发挥积极作用。

进入21世纪，中国医学人才在供给方面面临数量不足、质量不高、专业结构不合理等一系列挑战。同时，医学科技的不断进步与公众健康需求的不断提高，也对医学人才的质量和多样性提出更高要求。这就需

---

❶ 孟群. 中华医学百科全书：医学教育学［M］. 北京：中国协和医科大学出版社，2018：11.

要医学教育不断做出调整和完善以适应社会发展，满足社会需求；需要医学教育管理主体能够根据医疗卫生系统的需求制定医学教育政策，根据健康服务制定教育规划、培养目标、招生计划、专业设置、教学方案和评价体系。所有医学教育的顶层设计需由人才供给方与人才需求方共同制定。加强卫生与教育之间的协调配合和协同一致，共同为培养社会所需要的医学人才发挥积极作用。为此，教育部、卫生部在 2011 年 12 月 6 日召开的全国医学教育改革工作会议上提出医教协同的基本思想，并且在 2014 年 6 月教育部、国家卫生和计划生育委员会等六部门联合引发的《关于医教协同深化临床医学人才培养改革的意见》中，首次正式明确提出医教协同的概念。

医教协同的基本内容包括协同政策、协同管理、协同人才供需平衡、协同医学教育过程四个方面。协同政策是卫生与教育协同设计医学教育制度，以需求为导向制定医学教育政策。协同管理是以医学人才规划为基础制定医学教育规划，以需求为基础制定招生计划、专业设置、培养目标、人才规格、质量标准和评价指标。协同人才供需平衡是教育要为医疗卫生需求培养人才，培养数量和专业与实际需求相匹配，保持动态平衡。协同医学教育过程是遵循医学教育人才培养规律，将专业岗位要求标准融入医学教育过程，课程设计、教学计划、教学活动要以岗位胜任力为目标。

可见，社会需求和岗位胜任力是医学教育愈来愈重视的方面，与之相适应，医学专业、课程和教学都要随之进行论证和调整，医学教育发展越来越倾向于实用价值取向。

三、医学人文教育的兴起

20 世纪 60 年代以后，西方国家已逐渐认识到，以疾病为中心的生物医学模式已不能满足于人类的卫生保健需求，需要引入新的医学模式，也促使人们对各类传统医学在医疗保健中的作用与价值产生更大的兴趣。

无论是中医的整体观还是辨证论治，在考察疾病时，都需要联系到社会的、环境的、气候的、心理的、日常生活的各种因素，都需要与患者密切接触与交流，细心观察患者的状态，多方面收集患者的信息，因人、因时、因地制宜，这样的医学无疑充满了人文精神，是一种人文医学的模式，这是中医的特色。

中医学的传统是"医道"和"人道"的结合，古代中医最重人文精神，"医乃仁术"的医学价值定位和"仁爱救人、赤诚济世"的道德修养境界，形成了极富民族特色的人文精神。"天覆地载，万物悉备，莫贵于人"，充分体现了"以人为本"的精神。中医学的理论模式讲究自然与人类社会、形与神的统一，强调人的精神、心理因素对疾病或健康和医学人才素质的影响，由此进一步强化了对人文精神和医学人才良好的心理素质培养的关注。中医学理论体系以"天人合一"的宇宙论与气、阴阳五行哲学构成基石，使医学和哲学奇特地化合一体。哲学既是一种认知方式，也是一种学术内容。由此形成的中医学术体系包含哲学思想（包括方法论）、医学科学和医学技艺三个层次。❶

中医教育自觉地把人文精神融汇、渗透到医学的专业教育之中，主要体现在三个方面：一是将"为人"的理想与"为医"的使命紧密结合起来；二是注重促进学生个体身心的全面健康发展，中医学"形神相即"、身心一体的理论模式，强调心理因素对人才健康成长的影响。三是教师要展现"以其术仁其民"的大医风范和人格力量，教师既要担负起诲人不倦、指点学业的职责，又要履行循循善诱地引导学生做人的育人使命。

四、对外文化交流的创举

在现代医学发展如此迅速的历史背景下，传统医学不但没有消亡，反而萌发出新的生机，越来越受到患者的欢迎和各国政府的重视。虽然大多数国家至今未像中国政府一样，把传统医学与现代医学并列为主流医学，仍然称为"替代医学"或"补充医学"，但是既然可以"替代"，需要"补充"，说明现代医学确实有某些方面的不足，不能充分满足人

---

❶ 孟群. 中华医学百科全书：医学教育学［M］. 北京：中国协和医科大学出版社，2018：237.

们医疗保健的需要。传统医学中的许多合理的治疗原则和方法，也可为现代医学研究提供参照。

具有深厚历史底蕴的中医药学既是一门医疗科学，又是中国优秀传统文化的代表，还是中国与世界交流的一个重要窗口，在提升国家软实力、实现中国梦与中华文明伟大复兴的奋斗目标中具有重要的地位和作用。

2010 年习近平主席在澳大利亚出席"中医孔子学院"授牌仪式上的讲话中指出："中医药学凝聚着深邃的哲学智慧和中华民族几千年的健康养生理念及其实践经验，是中国古代科学的瑰宝，也是打开中华文明宝库的钥匙。深入研究和科学总结中医药学对丰富世界医学事业、推进生命科学研究具有积极意义。"2014 年 11 月，习近平主席与时任澳大利亚总理阿博特签署在澳洲建立中医中心的合作协议。该中心的建立，是中医与西医相结合、中西文化相结合，开展临床研究，提供特色鲜明、效果显著的健康服务，培养医学人才，传播中医药文化，探索中医药走向世界的合作模式，展示和输出我国文化软实力，也是落实习近平主席关于要让世界人民分享中华智慧文明成果讲话精神的重要举措。

在促进"一带一路"国家战略构想方面，为了传播中医药文化，辅助国家"一带一路"战略，北京中医药大学创新中医药传播模式，通过建立集医疗、教学、科研于一体的"中医中心"，大力推动中医药国际化进程。目前，该校已先后在澳大利亚、俄罗斯、土库曼斯坦建立了中医中心，未来还将与美国等西方发达国家展开合作。具有深厚历史底蕴的中医药学既是一门医疗科学，又是中国优秀传统文化的代表，还是中国与世界交流的一个重要窗口，在提升国家软实力、实现中国梦与中华文明伟大复兴的奋斗目标中具有重要的地位和作用。

进入 21 世纪，现代医学在各方面都取得了巨大成就，但在疾病的治疗上始终不尽如人意。古老的传统医学，虽然大部分至今仍然得不到科学的解释，但可以解决疾病治疗中的大量实际问题。这个现实给我们莫大的启示，其中的诸多深层次原因也值得我们探索与研究。

第四节　医学发展与时代精神塑造的价值论反思

　　长期以来，我国学界、政界由于政治等因素的影响，未能正确对实用主义哲学流派做出实事求是的评价，对杜威哲学的理解是有局限性的，如将杜威看作维护资产阶级、特别是垄断资产阶级利益的思想家，认为杜威关于道德、人生的理论是一种主张个人可以不择手段维护私利的极端个人主义等。从表面上看，实用主义传入中国以来似乎一直被批判，然而杜威的价值哲学是关注社会和生活的实践哲学，对美国和中国的现实政治生活和思想文化领域的发展都发生着现实的影响。

　　不可否认，实用主义作为美国社会的意识形态，有其民族的狭隘性与阶级局限性。实用主义作为人类理论思维的成果，又是超越国界限制，可以通过科学分析与消化，吸收其有用的成分，融入我们民族的文化和精神之中，这在今天全球化的大背景下显得尤为重要。❶ 因此，新时代精神的塑造，应该反思实用主义价值哲学的影响，坚持以人为本，树立全面、协调、可持续的科学发展观，促进经济社会和人的全面发展，建设一个民主法治、公平正义、诚信友爱、充满活力、安定有序、人与自然和谐相处的社会主义和谐社会和人类卫生健康共同体。

一、以人为本的根本价值取向

　　杜威强调人所面对的、生活于其中的、作为认识对象的世界是人的视野中的世界，是经过人的作用和改造的世界，而不是人以外的世界本身。他认为，哲学的任务不在于给自然界提供某种解释，而应当探究解决人的问题的方法，因而他把作为人与环境相互作用的总和的"经验"看作"头等的事实"、最基本的实在。杜威在《哲学的改造》中说过，政府、实业、艺术、宗教和一切社会制度都有一个意义、一个目的。这个目的就是解放和发展个人的能力，使之达到其可能性的极致的那个界限，而不问其种族、性别、阶级或经济地位，以此作为他们的价值标

---

　　❶　杨寿堪，王成兵. 实用主义在中国 ［M］. 北京：首都师范大学出版社，2001：2.

准。这就是以他们在多大程度上教育每个人使之充分发展自己的能力，把可能性充分发挥出来作为价值标准。从中可以看出，杜威有一种人本主义的倾向。

杜威批判极端的个人主义，倡导新个人主义，使个人与社会成为一个连续的整体，以此来解决垄断资本主义时期造成的个人与国家之间的紧张状态，这样的哲学立场是从人本身的发展来考虑的。当杜威考察个人与国家的关系时，却把国家当成缔造个人的手段，把国家变成塑造人的工具，表面上看是国家与个人的融合，其结果是又把国家和社会与人对立起来，导致人的发展与社会发展不是同一个进程。这是其工具主义思想的错误体现，是我们所要避免的。

马克思主义哲学认为，社会发展的实质是人的发展，我们所追求的共产主义社会是人的自由而全面发展的社会。马克思主义的人的全面发展理论和社会主义建设的历史经验均表明，必须以人为本，把促进人的全面发展作为社会主义发展的根本目的。"坚持以人为本"，是党的十六届三中全会提出的一个新要求。"坚持以人为本，树立全面、协调、可持续的发展观，促进经济社会和人的全面发展"，这一新论断，深刻阐明了中国共产党人新发展观的本质特征，是对马克思主义人的全面发展理论的继承、丰富和发展。

1. 社会发展的实质是人的发展

马克思在谈到人的发展时，把它分为三个阶段："人的依赖关系（起初完全是自然发生的），是最初的社会形态，在这种形态下，人的生产能力只是在狭窄的范围内和孤立的地点上发展着。以物的依赖性为基础的人的独立性，是第二大形态，在这种形态下，才形成普遍的社会物质变换、全面的关系、多方面的需求以及全面的能力的体系。建立在个人全面发展和他们共同的社会生产能力成为他们的社会财富这一基础上的自由个性，是第三个阶段。第二个阶段为第三个阶段创造条件。"❶ 马克思的最终目标是以自由个性为特点的人的全面发展，这种发展建立在

❶ 马克思，恩格斯. 马克思恩格斯全集：第46卷（上）[M]. 北京：人民出版社，1979：104.

物质生产造就的基础上，但它的实现绝不是对物的依赖，而恰恰是对物的依赖的超越。

可以说，马克思主义创始人始终是把人的自由全面发展作为共产主义的伟大目标，他们一再把"自由人联合体"和"自由个性"界定为理想社会的本质特征，到那时"人终于成为自己的社会结合的主人，从而成为自然界的主人，成为自己本身的主人——自由的人"。由是观之，社会发展的问题实质变成了主体发展的问题，永远地和主体价值向度问题联系在一起。

社会发展的中心是人的发展，道理是不言而喻的。一方面，人的发展是社会发展的最终目的，离开了这个目的，社会发展就失去了起码的意义。社会是由人组成的，人是社会存在的前提，也是社会活动的主体。在社会发展中，无论生产力的决定作用，还是生产关系的反作用，都要通过人才能实现。因此，社会进步归根到底体现为人的解放和发展。从根本上说，社会现代化的最终目的还是为了人，是为了人的利益、人的发展和人的幸福，是为了进一步满足人的物质和文化需要，提高人的素质，使人得到更加全面的发展。离开了人的发展，发展就偏离了正确的方向。另一方面，人的发展是社会全面发展的根本动力。人是社会的主体，是社会现代化的实际承担者。人的素质高低对社会和经济大发展带来决定性的影响。现代化的蓝图，现代化事业的目标、任务、制度都是靠人来制定和执行的，先进的技术手段与目标都要靠人的活动才能实现。主体的创造是推进事业前进的终极原因。离开了人的发展，所有发展都无以推进并无法维持长久。共产主义新人的本质特征也是"每个人的全面而自由的发展"。社会现代化就是要促使亿万人民向着这一共产主义新人的理想目标迈进。

传统的社会发展理论却导致了实践上社会发展价值向度的严重偏离。西方发达国家以经济的增长作为衡量发展的唯一尺度，最终导致人文精神的扭曲、主体价值的遗忘和自由个性的失落。这种脱离了人、不为了人的发展，失去了其真正的目的和意义。20世纪下半期西方的社会文化批判思潮，正是在这样的时代背景和发展主题下展开的。西方现代化的进程和当代发展中国家现代化的坎坷道路昭示我们，没有人本身的现代化，社会现代化也将陷入困境。可持续发展战略从起点和表象上看，似乎重点在于解决生态环境的危机，但其深层的更带有本质性的目标仍然是促进人的发展。

2. 共产主义社会是个人自由而全面发展的社会

如上所述，马克思关于人和社会发展的三大形态的理论，在本质上也是关于人的主体性发展的三大历史形态或阶段的理论。在马克思看来，人类社会的生产能力和与之相应的社会关系的状况，制约着人的主体性的现实状况。与一定的社会生产能力相适应，古代社会是建立在人的依赖关系基础上的、以人的依赖性为特征的社会形态，现代社会是建立在物的依赖关系基础上的、以人的独立性为特征的社会形态，而未来高阶段的社会应是建立在个人全面发展和他们的共同的社会生产能力成为他们的社会财富的基础上的、以人的自由个性为特征的社会形态。[1]正是在"三大社会形态"理论的基础上，马克思提出了"人的全面发展"的理念。

在马克思看来，生产力与交往形式的关系是交往形式与个人的行动或活动的关系。然而，由于与有限的生产力发展水平相适应的社会劳动分工的自发性，由于私有制的产生，在迄今为止的社会经济形态中，现实的个人只是作为"阶级的成员"生活在"虚幻共同体"的范围内，交往形式并不是个人真正自由的联合。"我们越往前追溯历史，个人，也是进行生产的个人，就越表现为不独立，从属于一个较大的整体……只有到十八世纪，在'市民社会'中，社会联系的各种形式，对个人来说，才只是表现为达到他私人目的的手段，才表现为外在的必然性。"[2]因而，"个人关系向它的对立面即向纯粹的物的关系转变"，生产力的发展因其自发性而成为在个人之外的力量，个人的自由仅仅表现为一些在统治阶级范围内发展的少数人有条件地享用偶然性的权力，而另一些人则要经常地为满足最迫切的需要而进行斗争，因而暂时失去了任何发展

---

❶ 郭湛. 主体性哲学——人的存在及其意义 [M]. 昆明：云南人民出版社，2002：3.
❷ 马克思，恩格斯. 马克思恩格斯全集：第46卷（上）[M]. 北京：人民出版社，1979：21.

的可能性。尤其"在现代，物的关系对个人的统治，偶然性对个性的压抑，已具有最尖锐普遍的形式"❶。

在《共产党宣言》中，马克思写道："代替那存在着阶级和阶级对立的资产阶级旧社会的，将是这样一个联合体，在那里，每个人的自由发展是一切人的自由发展的条件。"❷ 对于马克思而言，只有在共同体中，个人才能获得全面发展其才能的手段，也就是说，只有在共同体中才可能有个人自由。"在真正的共同体的条件下，各个人在自己的联合中并通过这种联合获得自己的自由"。❸ 这是因为他们认为"共产主义和所有过去的运动的不同地方在于：它推翻一切旧的生产关系和交往关系的基础，并且第一次自觉地把一切自发形成的前提看作是前人的创造，消除这些前提的自发性，使它们受联合起来的个人的支配"❹，"共产主义所建立的制度，正是这样的一种现实基础，它排除一切不依赖于个人而存在的东西"❺，并且"在那里，每个人的自由发展是一切人的自由发展的条件"❻。

"全面发展的个人——他们的社会关系作为他们自己共同的关系，也是服从于他们自己的共同控制的——不是自然的产物，而是历史的产物。"❼ 因此，人的全面发展是一个历史的进程，建立在"个人关系和个人能力的普遍性和全面性"基础之上，只有在共产主义社会，人才是全面的、自由的人，具有丰富个性的人。

综上所述，马克思主义的人的全面发展理论和社会主义建设的历史经验均表明，必须以人为本，人的全面发展是经济社会发展的本质，也是社会主义发展的根本目的。强调"以为人本"，正是坚持了马克思主义历史主体论的基本观点。

---

❶ 马克思，恩格斯. 马克思恩格斯全集：第3卷［M］. 北京：人民出版社，1960：515.
❷ 马克思，恩格斯. 马克思恩格斯选集：第1卷［M］. 北京：人民出版社，1995：294.
❸ 马克思，恩格斯. 马克思恩格斯选集：第1卷［M］. 北京：人民出版社，1995：119.
❹ 马克思，恩格斯. 马克思恩格斯选集：第1卷［M］. 北京：人民出版社，1995：122.
❺ 马克思，恩格斯. 马克思恩格斯选集：第1卷［M］. 北京：人民出版社，1995：78.
❻ 马克思，恩格斯. 马克思恩格斯选集：第1卷［M］. 北京：人民出版社，1995：273.
❼ 马克思，恩格斯. 马克思恩格斯全集：第46卷（上）［M］. 北京：人民出版社，1979：108－109.

"以人为本"，就是要把人民的利益作为一切工作的出发点和落脚点。坚持以人为本，体现了马克思主义的基本观点。马克思说过，未来的新社会是"以每个人的全面而自由的发展为基本原则的社会形式"，我们从事的是建设中国特色社会主义的伟大事业，理所当然地坚持以人为本，一切为了人民，一切依靠人民，这同我们党全心全意为人民服务的根本宗旨和代表中国最广大人民的根本利益的要求，是一脉相承的。

具体来说，"以人为本"有这样几层含义：其一，充分肯定人在经济社会发展中的主体地位和作用，既要强调人在经济社会发展中的主体地位，又要强调人在经济社会发展中的主体作用。其二，经济社会发展必须坚持尊重人、解放人和塑造人。尊重人，就是尊重人的社会价值和个体价值，尊重人的独立人格、需求和能力的差异，尊重人的创造和权利；解放人，就是不断冲破一切束缚人的聪明才智充分发挥的体制、机制、观念；塑造人，就是既把人塑造成权利的主体，又把人塑造成责任的主体。其三，在研究和解决经济社会发展问题时，既要坚持并运用历史的尺度，又要坚持并运用人的尺度，真正着眼于依靠人、为了人。

二、科学发展观的价值论内涵

杜威哲学的根本特点在于反对笛卡尔以来近代哲学的心物二元论，强调要转向现实生活和实践，强调人的世界，而不是人以外的世界本身。尽管他远没有像马克思那样揭示人的生活和实践的社会性和历史性，但他毕竟超越了近代哲学思维方式的界限，也更加符合现代科学的精神。

由笛卡尔、培根、牛顿等开创的现代主义对人类社会的发展具有重要作用。现代主义是工业社会、近现代人类社会实践在文化、意识领域内的表现，其内核部分是人道主义、理性主义和人类中心主义，它将人作为唯一的主体，将人类中心主义和个人主义作为价值观，将人的作用和能力提高到至上的程度，推翻了宗教、消解了神性，使人性、理性和主体浮上了表层。在这种世界观的指导下，人类取得了现代科学技术、工业化、城市化和贸易全球化的伟大胜利，实现了经济繁荣、文化发展和现代化的富裕生活。"各种各样的现代'主义'（isms），它们均以相对于古代'学'或'学问'（ology，logic）传统的方式，表现或多或少的'自我中心化'（self‐centralization）诉求。因此，'现代性'的一个基本体征，在于其无止境的目的论扩张姿态。"❶

随着时代的前进，近现代的科学、理性和"主、客二分法"从当初帮助西方社会和人们摆脱宗教束缚、发展经济的武器和法宝变成西方资产阶级剥削人民和自然的工具，在实现工业文明的过程中走向了极端和反面。理性和科学破除了奴役、压抑的根源，却设置了新的"权威""本质"和"中心"，代替了上帝、神，成为新的崇拜对象，理性变成纯粹的工具性或科技理性，人成为工具理性的奴隶。正是由于形而上学的思维方式的影响，西方社会对现代化、现代性和科学的作用等问题的理解出现了偏差，即总以"二元对立"和"绝对真理"的视角理解社会及其发展问题，因而出现了极大的负面效应。形而上学的错误不在于强调同一性、整体性，而在于它抹杀了同一和整体的差异性，形而上学的错误不在于强调事物的本质、基础、主客二分，而在于把本质、基础绝对化、抽象化、模式化，变成了如同"单子"般的万事万物的"始基"。❷

二元论世界观也是工业革命以来人类掠夺自然、主宰和统治自然的哲学基础，由于过分强调人与自然的分离和对立，结果导致了人类中心主义的极端发展和人与自然关系的恶化，带来了一系列全球性的问题，包括生态失衡、环境污染、资源短缺和枯竭的问题，这些都直接涉及人类的生存与发展。

马克思主义强调社会发展的实质是人的发展。人类的发展过程往往都是从经济开始的，经济发展是社会发展的基础，但经济增长到一定程度以后，就要兼顾到社会各个方面，最后以实现人的全面发展为目标。虽然我国目前在经济发展速度上领先于世界，但在社会其他方面的发展过程中暴露出种种矛盾和问题，比如社会的保障体系不够、社会的公共卫生体系不够、社会事业单位改革体制不够、科学的创新能力不够、地

---

❶ 万俊人. "现代性"道德价值理念的建构与解构论纲 [J]. 学术月刊，2000（9）：3.
❷ 蔡守秋. 论法学研究范式的革新——以环境资源法学为视角 [J]. 法商研究，2003（3）：40.

区发展的不协调和不平衡、城乡差别的存在、以及人与自然的不和谐等。为解决这些矛盾和问题，科学发展观应运而生。

科学发展观是党的十六届三中全会提出的重要指导思想，即"坚持以人为本，树立全面、协调、可持续的发展观，促进经济社会和人的全面发展"。这是改革开放以来，中国共产党坚持解放思想、实事求是、与时俱进的理论创新的重大成果，是我们党对社会主义现代化建设指导思想的新发展。牢固树立和全面落实科学发展观，对于全面建设小康社会进而实现现代化的宏伟目标，具有重大而深远的意义。科学发展观的内涵具体包括以下四个方面。

第一，科学发展观是全面辩证的发展观。全面发展观，就是要在经济发展的基础上，促进社会全面进步和人的全面发展。马克思主义经典作家认为，经济是一个社会生存、发展的基础，生产力是推动社会发展的最根本的力量。同时，他们也重视人的自由全面发展。因此，要实现全面的发展观就要坚持一个前提——生产力的发展，坚持历史的发展是受生产力发展决定的历史决定论的观点。同时，随着人类的生产力发展水平的提高，人们的生活可以不局限在简单的物质生产领域中，对于政治文明、精神文明的需求表现得越来越强烈，这时的发展，不仅要关注经济指标，还要关注人文指标、资源指标和环境指标；不仅要增加促进增长的投入，还要增加促进社会发展的投入和保护资源环境的投入，在经济发展上新台阶的同时，确保社会发展上新层次。从中可以看出，我们不再把发展仅仅理解为经济、物质、生产力的发展是社会发展的唯一因素，要重视自然、政治、文化、思想各方因素在整体社会发展中的制约作用。社会的发展是全面的发展。

第二，科学发展观是"自然—人—社会"和谐统一的现代发展模式，这既有人与自然的关系，又有人与人的关系，还有国与国的关系，是个全球性问题。现代科学技术的发展表明，社会的发展也是一个复杂的系统，社会的发展就要把社会作为一个复杂的系统工程来看待，在发展过程中要全面地兼顾到系统构成的各个要素。社会系统本身就是由政治、经济、文化等子系统构成。社会发展的好与坏，与社会各个子系统密切相关。这要求社会的发展要做到物质文明、精神文明和政治文明协调发展。物质文明所体现的是与一定社会的生产关系即经济制度相依存的生产力的发展状况和进步程度；精神文明所体现的是科学、文化、宗教、艺术、道德、伦理、哲学、经济、政治、法律等思想理论与意识形态的发展状况和进步程度；政治文明所体现的是社会政治法律制度的发展状况和进步程度，是反映特定社会的物质文明和精神文明建设的制度化、规范化水平的标志。人类文明的进步主要体现在物质文明、政治文明和精神文明三个方面的协调发展。三个文明中的每个文明既是相对独立的，又是相互作用、相互贯通、相互渗透的。物质文明为精神文明、政治文明提供物质基础，物质文明程度的提高可以推动政治制度的变革和思想道德及科学文化水平的提高；政治文明决定精神文明的性质和物质文明发展的方向，进而推动物质文明和精神文明的进程；精神文明可以为物质文明、政治文明提供思想引导、精神动力和智力支持。人类文明的进步主要体现在物质文明、政治文明和精神文明三个方面的协调发展。

第三，科学发展观还是可持续的发展观。可持续发展就是要促进人与自然的和谐，实现经济发展和人口、资源、环境相协调，坚持走生产发展、生活富裕、生态良好的文明发展道路，保证一代接一代地永续发展。人类社会要获得发展，就必须从自然界获取物质资料，进而引出了人与自然的关系问题，人对待自然的态度问题。从人类生产发展的历史来看，在生产力落后的情况下，人类生产对自然的破坏作用表现得并不明显，随着生产的发展，人类对自然的破坏作用表现得越来越明显。在资本主义工业化时期，人类受到过自然界的惩罚。那么，我国现在的生产在迅速发展，我们应借鉴以往工业化道路的经验，应改变长期以来只承认物对人的关系上的价值特殊性的"人类中心主义"的思维定式，如果把人与自然对立起来，把自然当成人类享用和征服的对象，必将酿下生态环境恶化的后果。

我国当前时期要贯彻全面、协调、可持续的发展观，首先不能离开经济建设这个中心。我国的生产力水平总体上还比较落后，还需要大力解放和发展社会生产力，进而提高综合国力。伴随着现代化脚步的加快，要推动社会在物质文明、政治文明和精神文明几个方面的全面协调发展，同时要实现经济发展与环境和人口相协调发展，做到真正的可持续发展。具体到实际工作中，应努力做到"五个统筹"，即统筹城乡发展、统筹区域发展、统筹经济社会发展、统筹人与自然和谐发展、统筹国内发展和对外开放。

第四，全面理解和认真落实科学发展观，还要坚持以人为本。这是科学发展观的本质和核心。以人为本，就是以实现人的全面发展为目标，从人民群众的根本利益出发谋发展、促发展，不断满足人民群众日益增长的物质和文化需要，切实保障人民群众的经济、政治和文化权益，让发展的成果惠及全体人民。树立和落实以人为本的科学发展观，应当把以人为本的价值取向贯穿于发展的各个方面、各个环节。只有这样，才能在经济发展的基础上，不断提高人民群众的物质文化生活水平和健康水平；才能在尊重和保障人权的基础上，不断创造平等发展、充分发挥聪明才智的社会环境，从而使经济社会发展的过程成为人的全面发展的过程，使经济社会发展的成果成为促进人的全面发展的动力。

应该说，全面发展观、协调发展观、可持续发展观都不是十六届三中全会的首创。但是，把三者有机统一起来，概括为新的科学发展观，并赋予新的时代内涵，则是这次中央全会的一大理论贡献。新的科学发展观涵盖了经济发展与社会发展、经济发展与人的发展、经济发展与政治发展、经济发展与文化发展、经济发展与自然的发展、人和自然和谐等多重关系，构成了一个新型的综合发展理念，体现了中央领导集体对发展内涵的深刻理解和科学把握，对发展思路、发展模式的不断探索和创新。

三、创建和谐社会的价值追求

进入新世纪新阶段，国际局势发生了新的深刻变化，世界多极化和经济全球化的趋势继续在曲折中发展，科技进步日新月异，综合国力竞争日趋激烈，各种思想文化相互激荡，各种矛盾错综复杂，我们仍面临发达国家在经济、科技等方面占优势的压力。改革开放40多年来，我国经济迅猛发展，社会急剧转型，正处在改革的攻坚阶段，社会利益关系更为复杂，新情况新问题层出不穷。在机遇和挑战并存的国内外条件下，党的十六届四中全会《关于提高党的执政能力》的决定中，提出了构建社会主义和谐社会的伟大任务，比其他任何时候都更有现实意义。

杜威也有关于和谐思想的论述。他的新的个人主义提倡个人与社会的交往和互动关系，反对旧个人主义对利益的盲目追求，主张充分发挥作为个体的人的能动性和创造性，把人和社会看成一个整体。建立新的个人主义，就是改变以往对国家权威地位的认可，"国家的'至上'近似乐队的指挥，自己不演奏音乐，但是他协调那些在演奏中做着有内在价值的事的人的行动。国家依然十分重要——但其重要性越来越多地存在于扶植协调自愿组合的活动的能力中。在任何现代群体中，它只是在名义上是为其他所有社会和组织存在的目的。为促进人所共有的各种善而形成的组合成为真正的社会单位"❶，把社会和国家当成是人们行动和交往的联合体，国家和个人的关系就是交流的关系，这种交流工作是建立在理智判断之上的，而不是只考虑眼前利益的盲目意识。个人不再是孤立的个体，国家和个人以交流的方式结合成为一个整体。杜威的新个人主义思想，虽然仍然是个人主义思想，但他关于处理国家与个人紧张关系的整体主义方法，以达到社会与个人的和谐思想对于我们创建和谐社会具有一定的启发意义。

关于和谐社会的思想，在马克思主义经典著作中也有论述。在马克思创作《资本论》的过程中所留下的一系列手稿以及这一时期的许多著作中，都包含着丰富的关于社会总体性的思想，其核心内容就是把社会看作一个有机体。这可以看作是和谐社会思想的意蕴。

马克思主义关于阶级斗争和自由人联合体的理论，实质上是一种追求和谐社会的理论。在马克思与恩格斯看来，要改变工人阶级生存和发展的命运，进而使社会发展与个人发展、人和人的关系达到和谐一致，在实践上必须高度发展生产力，而且无产阶级必须联合起来并通过阶级斗争和无产阶级革命来反对统治者。马克思与恩格斯通过对人类社会发展的一般规律和资本主义发展的特殊规律的研究，为工人阶级以及每个人的解放和全面发展指明方向和道路。所以，社会发展与人的全面发展

---

❶　约翰·杜威. 哲学的改造［M］. 张颖，译. 西安：陕西人民出版社，2004：116.

的和谐一致、人与人的和谐关系，是马克思与恩格斯关于未来和谐社会的核心思想，也是马克思主义追求的根本价值目标。

2005年2月19日，胡锦涛在省部级主要领导干部提高构建社会主义和谐社会能力专题研讨班上的讲话中，首度全面阐述了"和谐社会"的内涵。他说："我们所要建设的社会主义和谐社会，应该是民主法治、公平正义、诚信友爱、充满活力、安定有序、人与自然和谐相处的社会。"作为崭新的执政理念，和谐社会理想弘扬了中华传统文化的理想追求与价值认同，承袭了民族文化的优秀传统，也彰显着社会主义建设事业"中国特色"的原则与取向，更将指引中国走向民族的伟大复兴。

社会主义和谐社会的理想是要实现人与人、人与社会、人与自然的现代和谐，推动社会的全面进步和人的全面发展。按照科学发展观的要求构建社会主义和谐社会，关键是以人为本。构建和谐社会的出发点，是为了人；构建和谐社会实践要落实到人，而构建和谐社会的归宿也是人，都是为了要实现"社会全面进步和人的全面发展"。以人为本，在人和社会的关系上，主张社会发展成果惠及全体人民；在人和人的关系上，尊重人们之间的共同性和个性差异。显然，以人为本有利于人们在多样性中达成认同和共识，有利于社会的和谐发展。

和谐是历史的、动态的。我国古代儒家也曾设计过人与社会和谐的方案，如在家庭讲父慈子孝、夫唱妇随；在国家讲君民同乐，长治久安；在社会上讲诚信，"不独亲其亲，不独子其子"，"老吾老以及人之老，幼吾幼以及人之幼"的和谐关系。但这种和谐的社会关系是为了适应宗族关系和封建等级秩序的需要。古代梦想的和谐社会是片面的、虚幻的，甚至冲淡和掩饰了阶级对立的现实。现代社会主义新型的和谐社会，既超越了古代农业社会田园牧歌式的和谐，超越了历代儒家期盼的太平盛世和大同世界，也超越了毕达哥拉斯数的和谐宇宙、柏拉图的"爱情"世界和《理想国》。现代全面和谐的人也超越了西方近代、现代、后现代人。随着人文主义和科学主义、技术理性和价值理性对立的极端发展，从近代开始人们就在理性与感性、灵魂与肉体二重性格的裂变和斗争中备受煎熬。和谐社会的构建，将是真正现代自由人的新生，是"人类全部力量的全面发展"❶，它以新的互助互爱、团结合作、互利共赢的新关系，代替利益对立和相互争夺的旧关系，开创了人类处理自身关系的新时代。

四、构建人类卫生健康共同体

2020 年 3 月，习近平主席就法国发生新冠病毒疫情向法国总统马克龙致慰问电时，首次提出"打造人类卫生健康共同体"。

2020 年 5 月 18 日，习近平主席在第七十三届世界卫生大会视频会议开幕式上的致辞中呼吁，让我们携起手来，共同佑护各国人民生命和健康，共同佑护人类共同的地球家园，共同构建人类卫生健康共同体！可见，构建人类卫生健康共同体，成为中国全力推动、深远影响国际社会的重要理念与行动。

习近平主席指出，中国始终秉持构建人类命运共同体理念，既对本国人民生命安全和身体健康负责，也对全球公共卫生事业尽责。为推进全球抗疫合作，中国将在两年内提供 20 亿美元国际援助，用于支持受新冠病毒感染疫情影响的国家特别是发展中国家抗疫斗争以及经济社会恢复发展；中国将同联合国合作，在华设立全球人道主义应急仓库和枢纽，努力确保抗疫物资供应链，并建立运输和清关绿色通道；中国将建立 30 个中非对口医院合作机制，加快建设非洲疾控中心总部，助力非洲提升疾病防控能力；中国新冠疫苗研发完成并投入使用后，将作为全球公共产品，为实现疫苗在发展中国家的可及性和可担负性做出中国贡献；中国将同二十国集团成员一道落实"暂缓最贫困国家债务偿付倡议"，并愿同国际社会一道，加大对疫情特别重、压力特别大的国家的支持力度，帮助其克服当前困难。

2021 年 5 月 21 日，习近平主席出席全球健康峰会，以"携手共建人类卫生健康共同体"为主题，提出以下五点意见，为全球团结抗疫注入重要动力。

---

❶ 马克思，恩格斯. 马克思恩格斯全集：第 46 卷（上）[M]. 北京：人民出版社，1979：486.

第一，坚持人民至上、生命至上。抗击疫情是为了人民，也必须依靠人民。实践证明，要彻底战胜疫情，必须把人民生命安全和身体健康放在突出位置，以极大的政治担当和勇气，以非常之举应对非常之事，尽最大努力做到不遗漏一个感染者、不放弃一个病患者，切实尊重每个人的生命价值和尊严。同时，要保证人民群众生活少受影响、社会秩序总体正常。

第二，坚持科学施策，统筹系统应对。面对这场新型传染性疾病，我们要坚持弘扬科学精神、秉持科学态度、遵循科学规律。抗击疫情是一场总体战，要系统应对，统筹药物和非药物干预措施，统筹常态化精准防控和应急处置，统筹疫情防控和经济社会发展。二十国集团成员要采取负责任的宏观经济政策，加强相互协调，维护全球产业链供应链安全顺畅运转。要继续通过缓债、发展援助等方式支持发展中国家尤其是困难特别大的脆弱国家。

第三，坚持同舟共济，倡导团结合作。这场疫情再次昭示我们，人类荣辱与共、命运相连。面对传染病大流行，我们要秉持人类卫生健康共同体理念，团结合作、共克时艰，坚决反对各种政治化、标签化、污名化的企图。搞政治操弄丝毫无助于本国抗疫，只会扰乱国际抗疫合作，给世界各国人民带来更大伤害。

第四，坚持公平合理，弥合"免疫鸿沟"。当前，疫苗接种不平衡问题更加突出，我们要摒弃"疫苗民族主义"，解决好疫苗产能和分配问题，增强发展中国家的可及性和可负担性。疫苗研发和生产大国要负起责任，多提供一些疫苗给有急需的发展中国家，支持本国企业同有能力的国家开展联合研究、授权生产。多边金融机构应该为发展中国家采购疫苗提供包容性的融资支持。世界卫生组织要加速推进"新冠肺炎疫苗实施计划"。

第五，坚持标本兼治，完善治理体系。这次疫情是对全球卫生治理体系的一次集中检验。我们要加强和发挥联合国和世界卫生组织作用，完善全球疾病预防控制体系，更好预防和应对今后的疫情。要坚持共商共建共享，充分听取发展中国家意见，更好反映发展中国家合理诉求。要提高监测预警和应急反应能力、重大疫情救治能力、应急物资储备和保障能力、打击虚假信息能力、向发展中国家提供支持能力。

2022年1月17日，在世界经济论坛视频会议上，习近平主席再次强调，世界各国要加强国际抗疫合作，积极开展药物研发合作，共筑多重抗疫防线，加快建设人类卫生健康共同体。

两年多来，面对新冠病毒感染疫情跌宕反复，习近平主席深入阐述构建人类卫生健康共同体的重要意义，提出一系列重大倡议和举措，得到国际社会广泛认同。

从习近平主席2013年3月在俄罗斯莫斯科国际关系学院提出树立"你中有我、我中有你"命运共同体意识的重大倡议开始，构建人类命运共同体的重大命题经历了一个由外交政策思路，到外交战略理念，再到国际战略理念的过程。人类命运共同体理念强调各国相互依存、同舟共济、不懈追求人类福祉的时代主题更加突出聚焦。人类命运共同体理念作为引领时代进步的强大精神力量，为国际社会不同领域的国际合作实践探索提供了更加精准的指引。

打造人类卫生健康共同体的新倡议，进一步丰富和完善了人类命运共同体理念的内涵，标志着人类命运共同体理念随着对时代特征和世界大势的精准把握，逐渐走深走实，在新时代背景下有了新的跨越和发展。打造人类卫生健康共同体展现了中国自觉地把自身的发展与人类的发展统一起来的大国胸怀和历史担当、"天下大同，和而不同"的中国智慧、"以义为利，舍我其谁"的中国担当，以及合作共赢、文明互鉴、共同繁荣的中国方案正在为世界造就新机遇。

参考文献

[1] 马克思，恩格斯. 马克思恩格斯选集：第1—4卷［M］. 北京：人民出版社，1995.

[2] 马克思，恩格斯. 马克思恩格斯全集：第1卷［M］. 北京：人民出版社，1956.

[3] 马克思，恩格斯. 马克思恩格斯全集：第2卷［M］. 北京：人民出版社，1957.

[4] 马克思，恩格斯. 马克思恩格斯全集：第3卷［M］. 北京：人民出版社，1960.

[5] 马克思，恩格斯. 马克思恩格斯全集：第6卷［M］. 北京：人民出版社，1961.

[6] 马克思，恩格斯. 马克思恩格斯全集：第13卷［M］. 北京：人民出版社，1962.

[7] 马克思，恩格斯. 马克思恩格斯全集：第19卷［M］. 北京：人民出版社，1963.

[8] 马克思，恩格斯. 马克思恩格斯全集：第23卷［M］. 北京：人民出版社，1972.

[9] 马克思，恩格斯. 马克思恩格斯全集：第26卷Ⅲ［M］. 北京：人民出版社，1974.

[10] 马克思，恩格斯. 马克思恩格斯全集：第40卷［M］. 北京：人民出版社，1982.

[11] 马克思，恩格斯. 马克思恩格斯全集：第42卷［M］. 北京：人民出版社，1979.

[12] 马克思，恩格斯. 马克思恩格斯全集：第46卷（上）［M］. 北京：人民出版社，1979.

[13] 马克思. 资本论：第1卷［M］. 北京：人民出版社，1975.

[14] 列宁. 列宁选集：第2卷［M］. 北京：人民出版社，1972.

[15] 列宁. 列宁选集：第4卷［M］. 北京：人民出版社，1972.

[16] 列宁. 列宁全集：第38卷［M］. 北京：人民出版社，1986.

[17] 列宁. 列宁全集：第55卷［M］. 北京：人民出版社，1990.

[18] 列宁. 哲学笔记［M］. 北京：人民出版社，1974.

[19] 毛泽东. 毛泽东选集：第3卷［M］. 北京：人民出版社，1991.

[20] 康马杰. 美国精神［M］. 杨静予，等译. 北京：光明日报出版社，1988.

[21] 宾克莱. 理想的冲突——西方社会中变化着的价值观念［M］. 马元德，等译. 北京：商务印书馆，1983.

［22］柏拉图. 巴曼尼德斯篇［M］//俞宣孟. 本体论研究. 上海：上海人民出版社，1999.

［23］博哲斯. 美国思想渊源［M］. 太原：山西人民出版社，1988.

［24］达尔文. 人类的由来［M］. 潘光旦，胡寿文，译. 北京：商务印书馆，1983.

［25］丹尼尔·贝尔. 资本主义文化矛盾［M］. 北京：三联书店，1989.

［26］邓球柏. 论语通解［M］. 北京：长征出版社，1996.

［27］杜祖贻. 杜威论教育与民主主义［M］. 北京：人民教育出版社，2003.

［28］冯崇义. 罗素与中国［M］. 北京：生活·读书·新知三联书店，1995.

［29］格里德. 胡适与中国的文艺复兴［M］. 南京：江苏人民出版社，1996.

［30］郭齐家. 中国教育思想史［M］. 北京：教育科学出版社，1987.

［31］郭湛. 主体性哲学——人的存在及其意义［M］. 昆明：云南人民出版社，2002.

［32］海尔曼·J. 萨特康普. 罗蒂和实用主义——哲学家对批评家的回应［M］. 张国清，译. 北京：商务印书馆，2000.

［33］何裕民. 中医学方法论［M］. 北京：中国协和医科大学出版社，2005.

［34］贺麟. 现代西方哲学讲演集［M］. 上海：上海人民出版社，1984.

［35］胡克. 杜威在现代思想界的地位［M］//洪谦. 西方现代资产阶级哲学论著选辑. 北京：商务印书馆，1964.

［36］胡适. 杜威哲学［M］//胡适演讲. 北京：中国广播电视出版社，1992.

［37］胡适. 多研究些问题，少谈些"主义"！［M］//胡适散文（第2集）. 姚鹏. 北京：中国广播电视出版社，1992.

［38］胡适. 胡适留学日记［M］. 海口：海南出版社，1994.

［39］胡适. 胡适文存：卷2［M］. 上海：亚东图书馆，1925.

［40］怀特. 分析的时代：二十世纪的哲学家［M］. 杜任之，译. 北京：商务印书馆，1981.

［41］黄楠森. 马克思主义哲学史：第1卷［M］. 北京：北京出版社，1991.

［42］江畅，戴茂堂. 西方价值观与当代中国［M］. 武汉：湖北人民出版社，1997.

［43］江畅. 现代西方价值理论研究［M］. 西安：陕西师范大学出版社，1992.

［44］李德顺. 价值论［M］. 北京：中国人民大学出版社，1987.

［45］李瑜青. 人本思潮与中国文化［M］. 北京：东方出版社，1998.

［46］理查德·J. 伯恩施坦. 实用主义的复兴［M］//赵汀阳，贺照田. 学术思想评论（第一辑）. 沈阳：辽宁大学出版社，1997.

[47] 理查德·鲁玛纳. 罗蒂 [M]. 刘清平, 译. 北京: 中华书局, 2003.

[48] 梁永宣. 中国医学史 [M]. 北京: 人民卫生出版社, 2012.

[49] 刘放桐. 重新认识和评价杜威 [M] //新旧个人主义: 杜威文选. 孙有中, 等译. 上海: 上海社会科学院出版社, 1997.

[50] 刘放桐. 新编现代西方哲学 [M]. 北京: 人民出版社, 2000.

[51] 刘放桐. 马克思主义与西方哲学的现当代走向 [M]. 北京, 人民出版社, 2002.

[52] 罗蒂. 实用主义之进程 [M] //柯里尼. 诠释与过度诠释. 王宇根, 译. 北京: 三联书店, 1997.

[53] 罗国杰, 宋希仁. 西方伦理思想史: 下卷 [M]. 北京: 中国人民大学出版社, 1988.

[54] 罗素. 西方哲学史: 下卷 [M]. 北京: 商务印书馆, 1982.

[55] 马克斯·韦伯. 儒教与道教 [M]. 洪天富, 译. 南京: 江苏人民出版社, 1995.

[56] 孟群. 中华医学百科全书: 医学教育学 [M]. 北京: 中国协和医科大学出版社, 2018.

[57] 密尔. 功用主义 [M]. 北京: 商务印书馆, 1957.

[58] 皮锡瑞. 经学历史 [M]. 北京: 中华书局, 1989.

[59] 沈益洪. 杜威谈中国 [M]. 杭州: 浙江文艺出版社, 2001.

[60] 盛亦如, 吴云波. 中医教育思想史 [M]. 北京: 中国中医药出版社, 2005.

[61] 宋希仁. 西方伦理思想史 [M]. 北京: 中国人民大学出版社, 2003.

[62] 孙伟平. 事实与价值: 休谟问题及其解决尝试 [M]. 北京: 中国社会科学出版社, 2000.

[63] 孙正聿. 哲学通论 [M]. 沈阳: 辽宁人民出版社, 1998.

[64] 唐德刚. 胡适口述自传 [M]. 北京: 华文出版社, 1992.

[65] 万俊人. 现代西方伦理学史: 下卷 [M]. 北京: 北京大学出版社, 1992.

[66] 王守昌, 苏玉昆. 现代美国哲学 [M]. 北京: 人民出版社, 1990.

[67] 王玉樑. 追寻价值——重读杜威 [M]. 成都: 四川人民出版社, 1997.

[68] 威廉·詹姆士. 实用主义 [M]. 北京: 商务印书馆, 1983.

[69] 邢玉瑞. 中医思维方法 [M]. 北京: 人民卫生出版社, 2010.

[70] 休谟. 道德原理探究 [M]. 王淑芹, 等译. 北京: 中国社会科学出版社, 1999.

［71］休谟. 人性论［M］. 关文运，译. 北京：商务印书馆，1991.

［72］杨寿堪，王成兵. 实用主义在中国［M］. 北京：首都师范大学出版社，
2001.

［73］袁刚. 民治主义与现代社会——杜威在华讲演集［M］. 北京：北京大学出版
社，2004.

［74］袁澍清. 现代西方著名哲学家评传：下卷［M］. 成都：四川人民出版社，
1988.

［75］张世英. 新黑格尔主义论著选辑：上卷［M］. 北京：商务印书馆，1997.

［76］赵祥麟，王承绪. 杜威教育论著选［M］. 上海：华东师范大学出版社，1981.

［77］甄志亚. 中国医学史［M］. 北京：人民卫生出版社，1991.

［78］周策纵. 五四运动：现代中国的思想革命［M］. 周子平，等译. 南京：江苏
人民出版社，1996.

［79］朱熹. 四书集注［M］. 香港：太平书局，1964.

［80］邹铁军. 实用主义大师杜威［M］. 长春：吉林教育出版社，1990.

［81］约翰·杜威. 人的问题［M］. 傅统先，邱椿，译. 上海：上海人民出版社，
1965.

［82］约翰·杜威. 新旧个人主义——杜威文选［M］. 孙友中，等译. 上海：上海
社会科学出版社，1997.

［83］约翰·杜威. 杜威五大讲演［M］. 胡适，译. 合肥：安徽教育出版社，1999.

［84］约翰·杜威. 确定性的寻求［M］. 傅统先，译. 上海：上海人民出版社，2004.

［85］约翰·杜威. 哲学的改造［M］. 张颖，译. 西安：陕西人民出版社，2004.

［86］约翰·杜威. 经验与自然［M］. 傅统先，译. 南京：江苏教育出版社，2005.

［87］FRANKEL C. John Dewey, Social Philosopher［M］//CAHN S M, ed. New Stud-
ies in the Philosophy of John Dewey. New Hampshire：The University Press of New
England，1977.

［88］COMMAGER H S. The American Mind［M］. New Haven：Yale University
Press，1950.

［89］BOYDSTON J A, ANDRESEN R L. A Checklist of Translations, 1900 – 1967
［M］. Carbondale：Southern Illinois University Press，1969.

［90］DEWEY J. Democracy and Education：An Introduction to the Philosophy of Educa-
tion［M］. New York：The Macmillan Company，1916.

［91］DEWEY J. Art as Experience［M］. New York：G. P. Putnam's Sons，1980.

［92］DEWEY J. Evolution and Ethics［J］. Monist, 1898（4）.

［93］DEWEY J. Experience, Knowledge, and Value：A Rejoinder［M］//SCHILPP P A, ed. The Philosophy of John Dewey. New York：Tuder Publishing Co. , 1951.

［94］DEWEY J. Logic：The Theory of Inquiry［M］//BOYDSTON J A, ed. The Later works of John Dewey（1925－1953）. Carbondale and Edwardsville：Southern Illinois University Press, 1988（12）.

［95］DEWEY J. New Culture in China［M］//BOYDSTON J A, ed. The Middle Works of John Dewey（1899－1924）. Carbondale and Edwardsville：Southern Illinois University Press, 1982（13）.

［96］DEWEY J. Reconstruction in Philosophy［M］. Boston：Beacon Press, 1957.

［97］DEWEY J. The Development of American Pragmatism［M］//The Later works of John Dewey（1925－1953）. Carbondale and Edwardsville：Southern Illinois University Press, 1989（2）.

［98］DEWEY J. The Evolutionary Method as Applied to Morality［M］//BOYDSTON J A, ed. The Middle Works of John Dewey（1889－1924）. Carbondale and Edwardsville：Southern Illinois University Press, 1976（2）.

［99］DEWEY J. The Field of "value" in Value：A Cooperative Inquiry［M］. New York：Columbia University Press, 1949.

［100］DEWEY J. The Influence of Darwinism on Philosophy［M］//BOYDSTON J A, ed. The Middle Works of John Dewey（1889－1924）. Carbondale and Edwardsville：Southern Illinois University Press, 1977（4）.

［101］DEWEY J. Theory of Valuation［M］. Chicago：The University of Chicago, 1939.

［102］John J. McDermott. Introduction［M］//BOYDSTON J A, ed. The Later Works of John Dewey（1925－1953）. Carbondale and Edwardsville：Southern Illinois University Press, 1988（11）.

［103］BERNSTEIN R. John Dewey［M］. New York：Washington Square Press, Inc. , 1966：23.

［104］WESTBROOK R B. John Dewey and American democracy［M］. Ithaca：Cornell University Press, 1991.

［105］HOOK S. John Dewey［M］. New York：Prometheus Books, 1995.

［106］蔡守秋. 论法学研究范式的革新——以环境资源法学为视角［J］. 法商研究, 2003（3）：34－36.

［107］崔会东. 经世致用思想与近代中西文化的融合［J］. 河北青年管理干部学院学报，1999（3）：50 – 53.

［108］万俊人. "现代性"道德价值理念的建构与解构论纲［J］. 学术月刊，2000（9）：3 – 7.

［109］元青. 杜威的中国之行及其影响［J］. 近代史研究，2001（2）：130 – 169.

［110］张允熠. 论儒学的实用理性主义与近代实证主义的会通［J］. 学术界，1996（6）：30 – 34.

［111］邹广文，赵浩. 个人主义与西方文化传统［J］. 求是学刊，1999（2）：12 – 18.

［112］吴倬，赵丽. 论马克思哲学革命的价值目标［J］. 清华大学学报，2005（1）：6 – 13.

［113］吴倬，赵丽. 论人民范畴的哲学内涵［J］，教学与研究，2003（12）：56 – 60.

［114］赵丽. 历史的悖论：经济全球化与人的发展［J］. 理论与现代化，2003（4）：28 – 31，46.

［115］赵丽，王良滨. 马克思个人理论及其当代价值［J］. 理论与改革，2004（1）：23 – 25.

［116］斯多塞. 与理查德·罗蒂的一席谈［EB/OL］.（2007 – 06 – 22）. https：//ptext. nju. edu. cn/bf/9d/c12238a245661/page. htm.

后　记

　　术重实用与学贵达道，中医学之所以建构了一个完全不同于西医的学术体系，价值观念的差异是一个不可忽视的因素。理论的梳理和论证可以为转变医学教育理念、培养实用型医学人才奠定基础。卓越医师的培养计划，以结果为导向的教育理念，培养职业胜任力的考核方向，基础和临床的整合和再设计，医学人文教育的融合，无一不体现了实用的价值理念。

　　20 世纪 60 年代以后，西方国家已逐渐认识到，以疾病为中心的生物医学模式已不能满足于人类的卫生保健需求，需要引入新的医学模式，促使人们对传统医学在医疗保健中的作用与价值产生更大的兴趣。进入 21 世纪，现代医学在各方面都取得了巨大成就，在现代医学发展如此迅速的历史背景下，传统医学不但没有消亡，反而萌发出新的生机，越来越受到患者的欢迎和各国政府的重视。传统医学中许多合理的治疗原则和方法，也为现代医学研究提供参照。这个现实给我们莫大的启示，其中的诸多深层次原因，也值得我们探索与研究。

赵　丽

2023 年 6 月于丰和园